呼吸系统健康

自查·自防·自养

主　编　王衍富

编　者（按姓氏笔画排序）：

王力达　王善菊　白雅君　安　月

曲　杰　刘永斌　李纯姣　何晓琳

陈晓茉　高世生

 中国协和医科大学出版社

图书在版编目（CIP）数据

呼吸系统健康：自查·自防·自养／王衍富主编. —北京：中国协和医科大学出版社，2015.5

（图说常见疾病自我诊查与疗养系列丛书）

ISBN 978-7-5679-0119-3

Ⅰ．①呼…　Ⅱ．①王…　Ⅲ．①呼吸系统疾病-防治　Ⅳ．①R56

中国版本图书馆 CIP 数据核字（2014）第 142712 号

图说常见疾病自我诊查与疗养系列丛书

呼吸系统健康：自查·自防·自养

主　　编：王衍富

责任编辑：吴桂梅

出版发行：中国协和医科大学出版社
　　　　　（北京东单三条九号　邮编 100730　电话 65260378）

网　　址：www. pumcp. com

经　　销：新华书店总店北京发行所

印　　刷：北京佳艺恒彩印刷有限公司

开　　本：787×1092　　1/16 开

印　　张：10.75

字　　数：140 千字

版　　次：2015 年 6 月第 1 版　　2015 年 6 月第 1 次印刷

印　　数：1—5000

定　　价：25.00 元

ISBN 978-7-5679-0119-3

前　言

　　呼吸系统是人体将空气吸入体内并进行气体交换的组织系统。氧气与二氧化碳在呼吸系统里通过扩散作用在外环境与血液中进行被动交换，气体的最终交换过程发生在肺部。呼吸系统对于生命活动维持正常运转有重要的意义。呼吸系统疾病是常见病、多发病，主要病变可发生在气管、支气管、肺部及胸腔。由于工业经济发展造成大气污染以及吸烟等不良生活习惯导致有害的理化因子、生物因子吸入加之人口老龄化等因素，使近年来呼吸系统疾病如肺癌、支气管哮喘的发病率明显增加。由此看来，呼吸系统疾病对人们健康的危害是很大的，其防治任务十分艰巨。

　　我们对于疾病的认识往往停留在得了病该如何治疗上，其实很多时候，我们应该主动出击来预防某种疾病，不给它侵害我们身体的机会。这就需要"知己知彼"才能"百战不殆"。所以，对于呼吸系统疾病来说，应该先了解呼吸系统各个器官的特点、疾病的成因，这样才能清晰地认识疾病的症状，进而对疾病进行预防。您也许会问，如果已经患上某种疾病该怎么办？毋庸置疑，遵医嘱进行治疗是必不可少的，但我们自己在日常生活中对于疾病也不是束手无策。我们可以从饮食和日常生活中的细节上最大程度的减轻疾病的伤害，保养自己。

　　由于编者水平有限，不足乃至谬误之处在所难免，望各位读者及同仁批评指正，也希望本书能为广大民众的身体健康提供有益的帮助。

王衍富

2015 年 3 月

目　录

引　子

　　呼吸系统是执行机体和外界进行气体交换的组织器官，由呼吸道和肺两部分组成。呼吸道包括鼻腔、咽、喉、气管和支气管，临床上将鼻腔、咽、喉称为上呼吸道，气管和支气管称为下呼吸道，呼吸道的壁内有骨或软骨支持以保证气流的畅通。肺主要由支气管反复分支及其末端形成的肺泡共同构成，气体进入肺泡内，在此与肺泡周围的毛细血管内的血液进行气体交换。机体在进行新陈代谢过程中，经呼吸系统不断地从外界吸入氧，透过肺泡进入毛细血管，通过血液循环，输送到全身各个器官组织，供给各器官氧化过程的所需氧，各器官组织产生的代谢产物，如 CO_2 再经过血液循环运送到肺，然后经呼吸道呼出体外。

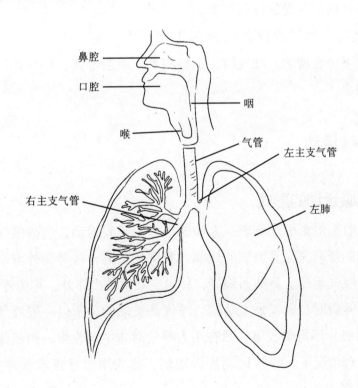

★ 呼吸系统的结构

呼吸系统包括呼吸道（鼻腔、咽、喉、气管、支气管）和肺。

人体在新陈代谢过程中要不断消耗氧气，产生二氧化碳。机体与外界环境进行气体交换的过程称为呼吸。气体交换地有两处，一是外界与呼吸器官（肺）的气体交换，称肺呼吸或（或外呼吸）。另一处由血液和组织液与机体组织、细胞之间进行气体交换（内呼吸）。

肺的特点是壁薄，面积大，湿润，有丰富的毛细血管分布。进入肺的血管含静脉血，离开肺的血管含动脉血。

肺是一个内含大而潮湿的呼吸表面的腔，位于身体内部，受到体壁保护。

在吸气时，膈肌收缩，膈顶部下降，使胸廓的上下径也增大。呼气时，正好相反，膈肌舒张，膈顶部回升，胸廓的上下径缩小。

★ 呼吸运动

呼吸运动的形式

呼吸肌收缩舒张引起胸廓扩大和缩小称为呼吸运动，包括吸气运动和呼气运动。肺的舒缩完全靠胸廓的运动。胸廓扩张时，将肺向外方牵引，空气入肺，称为吸气运动。胸廓回缩时，肺内空气被排出体外，称为呼气运动。

在平静呼吸时，吸气是主动的，呼气是被动的，所以一般呼气时，呼气肌（肋间内肌）不需要收缩，只在用力呼气时才主动收缩。当机体活动量增大或某些病理情况下，呼吸运动加深加快，称为用力呼吸或深呼吸。此时，胸锁乳突肌、胸肌、背肌、腹壁肌、肋间内肌参与不同程度的收缩和舒张，使肺容量和呼吸量进一步增加。

以肋骨活动为主的呼吸运动称为胸式呼吸，以膈肌活动为主的呼吸运动称为腹式呼吸。

肺容量

肺内气体容量，随呼吸的深度而不同。正常成年人平静呼吸时，每次吸入或呼出的气体容量称为潮气量，平均为 400~500 毫升。每分钟出入肺的气体总量称为每分通气量，它等于潮气量和呼吸频率的乘积。正常成年人在安静状态下的呼吸频率为 16~18 次/分，所以每分通气量为 6000~8000 毫升。为适应体力活动需要而加强呼吸时，每分通气量可达 70000 毫升。

正常人在平静呼气后，再做最大呼气所呼出的气量，称为补呼气量，为 1000~1500 毫升。在平静吸气后，再做最大吸气所吸入的气量，称为补吸气量，为 1000~1800 毫升。

潮气量、补呼气量、补吸气量三者之和称为肺活量，成年男性约为 3500 毫升，成年女性约为 2500 毫升。它是一次肺通气的最大范围，可以反映肺通气功能的储备力量及适应能力。肺活量是体格检查时经常测定的指标之一。肺活量随年龄、性别、职业和健康状况而不同。青壮年比老年大，男性比女性大，运动员比一般人大。肺部疾病如重度肺结核、肺气肿、肺炎、矽肺、气胸等，都可使肺活量降低。

肺活量并不等于肺内所容纳的全部气体量，即便在最大呼气之后，肺内也还余留着一部分气体不能完全呼出，称为残气量。健康青年人的残气量为 1000~1500 毫升。

呼吸运动的调节

正常人无论是在清醒、睡眠还是工作中，呼吸运动始终不断地有节律地交替进行着，不会因睡眠或一般活动而停止或扰乱，并且呼吸的频率和深度还能随着机体代谢水平的变化而改变，从而保持血液中氧和二氧化碳分压的相对稳定。这主要是由中枢神经系统和外感化学感受器对呼吸运动具有的完善的调节作用来完成的。

★ 呼吸系统的主要功能

呼吸功能

呼吸系统通过肺通气和肺换气两个过程完成了最关键的外呼吸（即肺呼吸）。肺通气是肺与外界环境之间的气体交换过程，肺换气是肺泡与血液之间的气体交换过程。呼吸生理十分复杂，包括通气、换气、呼吸动力、血液运输和呼吸调节等过程。

防御功能

包括呼吸道的加温、加湿及过滤作用；肺泡巨噬细胞在细支气管和肺泡的吞噬作用；呼吸道分泌物中的中性粒细胞、免疫球蛋白、溶菌酶、运铁蛋白等对病毒和细菌的抑制及杀伤作用。咳嗽反射也是呼吸系统的重要防御机制。

其他功能

维持酸碱平衡；协助调节水与热平衡；具有嗅觉和发声以及激活、合成和灭活某些生物活性物质或激素的功能。

感 冒

感冒，百姓常说的"感冒"实际是两种疾病，即"普通感冒"和"流行性感冒"。一般我们所说的都是普通感冒，普通感冒也称"上呼吸道感染"，由流感病毒引起的为流行性感冒，由其他病毒（多达一百多种，以鼻病毒、冠状病毒最常见）引起的为普通感冒。临床表现以鼻塞、咳嗽、头痛、恶寒发热、全身不适为其特征。全年均可发病，尤以春季多见。

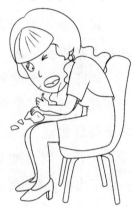

自查

★ 感冒的病因

普通感冒最主要病毒为鼻病毒。除鼻病毒外，人冠状病毒、呼吸道合胞病毒、腺病毒和流感病毒等，也是普通感冒最常见的病原。

流行性感冒的病原是流感病毒和副流感病毒。

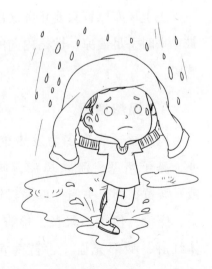

★ 感冒的分类

感冒是临床上常见病和多发病，感冒的证型不一，治疗及护理的方法是截然不同的。中医将感冒依据辨证分型可分为风寒感冒、风热感冒、气虚感冒、阴虚感冒和暑湿感冒等，最常见的感冒有风寒感冒和风热感冒。而在临床上，感冒患者不经辨证随意治疗护理占91%，这样不仅不能有针对性地得到有效的治疗，还会产生不少副作用。

因此需要对感冒进行明确的分类与诊断，有助于患者的早日康复。

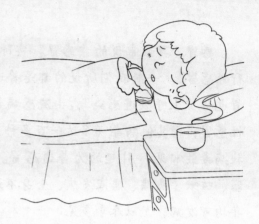

风寒感冒

风寒感冒起因通常是没休息好，再加上吹风或受凉，一般起病较急。

风寒感冒表现多为畏寒怕风，甚至寒战（需要穿很多衣服或盖厚被子才觉得舒服点），头痛，连带脖子转动不灵活，周身酸痛明显，发热轻，一般不出汗、鼻塞、流清鼻涕，咳嗽、痰稀色白，食欲减退，尿便正常，舌苔薄白等。

患上风寒感冒只要想办法出汗就行，比如喝热水、热粥、生姜汤后盖厚被。平时手足偏凉，性格内向的阳虚体质人，感染风邪后易夹寒而形成风寒感冒。

风热感冒

风热感冒表现多为发热重，轻微畏寒，鼻子堵塞、流脓鼻涕，咳嗽声重，或有痰黄黏稠，头痛，口渴喜饮，咽红、干、痛痒，便干，尿黄，检查可见扁桃体红肿，咽部充血，舌苔薄黄或黄厚，舌质红，脉浮而快。

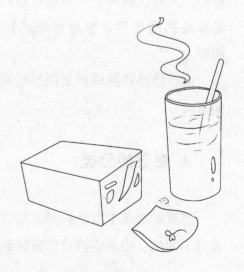

得了风热感冒后，应多喝水，少说话，保持排便通畅，可喝板蓝根冲剂等

清热解毒类药物以缓解症状。平时体格偏瘦，脾气急躁，阳气偏亢或者阴血亏虚的人，患感冒时易夹热出现。

🍃 风湿感冒

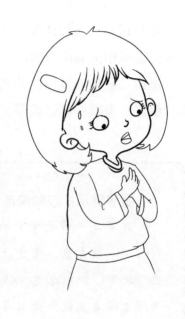

风湿感冒表现为发热重，轻微怕风，汗少，肢体酸重疼痛，头昏重、胀痛明显，咳嗽，痰黄黏稠，鼻涕黄黏，心烦，口中黏腻无味、口渴但饮水不多，时犯恶心、胸闷，尿黄量少，舌苔薄黄腻。平时脾胃虚弱、消化不良、体内痰湿偏重的人若感染风邪，易转化成风湿而出现感冒症状。反过来，感染湿邪后也易犯脾胃。

感冒后一定注意饮食清淡，排便通畅，肥甘厚味、辛辣刺激食品要少吃，会加重症状，如有必要，可吃些山楂丸助消化。

🍃 风燥感冒

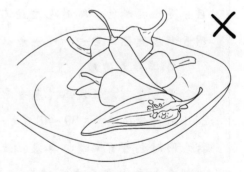

风燥感冒表现为干咳且呛咳，咽喉干痒疼痛，口舌、唇鼻干燥，无痰或痰少而黏连成丝，不容易咳出，或痰中带血丝，初起还伴有鼻塞，头痛，微寒，微热，舌苔薄白、质红、干而少津等。老人久病津液受损、长期饮水较少，导致津液不足或者平素阳气偏亢的人，感受风邪后均容易引起风燥伤肺。

肺燥后要多喝白开水，可在白开水中加入少许食盐。白天喝点盐水，晚上则喝蜜水，这既能补充人体水分又可润肺止咳，还能抗衰老。此外，要注意戒烟酒、辛辣食品，多吃新鲜果蔬，以补充足够的维生素。

★ 感冒的诊断

根据病史、流行情况、鼻咽部发炎的症状和体征，结合周围血象和胸部X线检查可作出临床诊断。

进行细菌培养和病毒分离或病毒血清学检查、免疫荧光法、酶联免疫吸附检测法、血凝抑制试验等，可确定病因诊断。

温馨提示：应如何区分普通感冒与流行性感冒？

感冒是一种最常见的呼吸系统疾病。对于感冒相信是比较容易辨证的。除鼻塞、喷嚏、咳嗽、头痛等一般症状外，还有畏寒、低热、无汗、肌肉疼痛、流清涕、咳稀薄白色痰、咽喉红肿疼痛、口不渴或渴喜热饮、舌苔薄白等症状。感冒的类型很多，做好正确的区分是很关键的。同时也应该与流感区分开来。流感的临床表现范围和程度变化非常大，可分为以下几种类型：

◆ 单纯型流感

最常见，急性发病，患者常出现畏寒、发热，体温在数小时至24小时内升达高峰（39~40℃），有显著头痛、乏力、全身酸痛等症状。同时也可有咽痛、鼻塞、流鼻涕、干咳等上呼吸道感染症状。一般全身症状重而呼吸道症状相对较轻，少数患者可有腹泻呈水样便。

◆ 肺炎型流感

少数患者感染流感病毒后，病变沿上呼吸道向下蔓延累及肺，引起肺炎，甚至造成呼吸衰竭。

◆ 中毒型流感

极少见，患者主要表现为高热及循环功能障碍，血压下降，可出现休克及 DIC 等严重症候，病死率高。

◆ 轻型流感

患者体温不高，全身症状及呼吸道症状较轻。

◆ 胃肠型流感

少数患者以腹痛、腹泻等胃肠道症状为主要表现。

自防

★ 感冒的预防

◆ 增强机体自身抗病能力是预防急性上呼吸道感染最好的办法。

◆ 坚持有规律的合适的身体锻炼、坚持冷水浴，提高机体预防疾病能力及对寒冷的适应能力。

◆ 做好防寒工作，避免发病诱因。

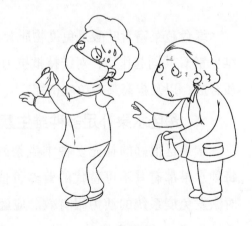

◆ 生活有规律，避免过劳，特别是晚上工作过度。

◆ 注意呼吸道感染患者的隔离，防止交叉感染等。

★ 预防感冒的食物

深绿色和橙黄色蔬菜增维生素 A

专家表示，橙黄色蔬菜富含胡萝卜素，可在人体中转化成维生素 A，维生素 A 可以增强人体上皮细胞的功能，对感冒病毒产生抵抗力，它可以强健咽喉和肺部的黏膜，保持它们正常的新陈代谢。

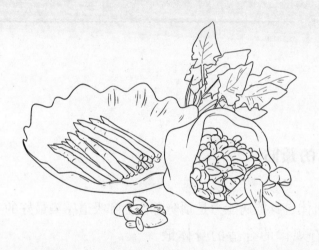

绿色蔬菜富含叶酸是免疫物质合成所需的因子，而大量的类黄酮能够和维生素 C 共同起作用，对维持抵抗力很有帮助，能够促进干扰素等抗病毒物质合成，以及提高某些免疫指标。

深色水果补足多种维生素

水果是很好的补充多种维生素的选择，且每种水果都有其不可替代的营养价值。花青素对激发免疫系统的活力很有效。应经常选择富含维生素 C 和花青素的水果。如香蕉、橘子、猕猴桃、草莓、红枣等。

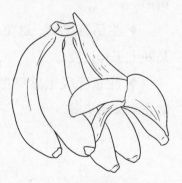

鸡蛋豆类补足蛋白质

蛋白质是人体免疫系统的关键物质，抗体的本质就是特殊功能的蛋白质物质。所以，我们必须保证经常从食物中摄入一定量的优质蛋白质。优质蛋白质主要来源于奶类、蛋类、鱼虾类、瘦肉和大豆及其制品。

在植物蛋白中，大豆蛋白质的好处是众所周知的，大豆中还有不少能够改善免疫力的物质，比如有抗病毒作用的皂苷，还有激活免疫系统的凝集素。

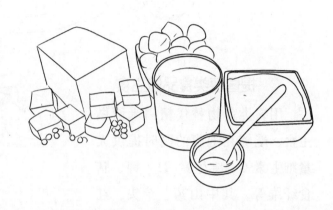

平日里，如果有条件的话，在家里可以自己榨豆浆来喝，既环保又健康。

尽量不要选油炸豆腐泡之类煎炸的豆制品，豆腐、豆腐丝、豆腐皮、豆腐干、豆浆都很好。

动物蛋白中，牛奶、蛋类中的蛋白质是最好的，因此要养成每天坚持喝牛奶、吃鸡蛋的习惯。

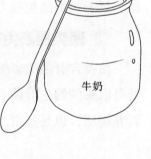

牛奶

谷物杂粮海产品可补锌

在微量元素中，锌和免疫功能关系密切。锌能增强细胞的吞噬能力，从而发挥杀菌作用。谷物中富含对免疫系统至关重要的锌，平时主食可以选择全谷类荞麦面条，或者尝试用各种杂粮做成的营养米饭。其他含锌的食物还有牡蛎、猪肝、鸡肝、花生、鱼、鸡蛋、牛肉、黑芝麻等。

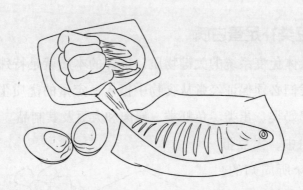

提倡薯类食品做主食

用薯类食物替代精白米面做主食，能够在饱腹的同时提供大量维生素 C、维生素 B1、钾、膳食纤维等，其中山药、芋头、红薯还含具有免疫促进活性的黏蛋白，对于提高抵抗力很有帮助。除了薯类之外，多吃颜色深红或黑色的粗粮、豆子对提高免疫力也有帮助。

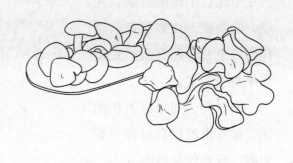

菌类提高免疫力

菌类含有菌类多糖，这是提高和保护机体免疫力的有效物质。市场上随处可以买到的牛肝菌、金针菇、冬菇、香菇，不仅口感好，而且含有丰富的营养物质，也是抗击感冒的绝佳食物。

自养

★ 感冒的治疗方法

入秋后，感冒又开始肆虐横行了。不幸中招了怎么办？去看医生可能既费力又无效，好好休养倒是能更轻松舒服地送走它。

◆ 最关键的是喝足够的水，以避免呼吸道干燥，并稀释痰液和鼻涕。每天喝 8 大杯水或果汁，不要喝茶、可乐以及含酒精的饮料。另外，家有感冒患者时，全家都要常洗手，避免摸鼻子、嘴巴，保持厨房、浴室的干净，用过的纸巾立刻丢掉，避免共用毛巾和杯子。

◆ 如果喉咙不舒服，你可以用以下 6 种"宝贝"

1. 加湿器，适合嗓子发干时用。

2. 大蒜，嗓子发痒时，将 1~2 瓣大蒜放入微波炉加热 10~15 秒，以减轻大蒜气味，然后将蒜瓣压碎食用，每天 1 次。

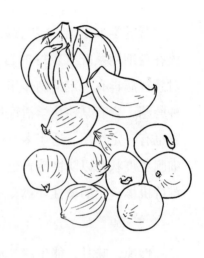

3. 咽喉糖，根据需要每 2~4 小时含 1 片，可缓解嗓子轻微疼痛，使感冒期缩短一半。

4. 温盐水，当嗓子又疼又痒时，用约 470 毫升温开水加 1 匙食盐，每天含漱 1 次以上。

5. 草药茶，嗓子疼痛持续一整天时，可饮用含黄柏根或甘草等的草药茶。

6. 非处方麻醉喷剂，适用于连吞咽都感到嗓子疼痛的严重情况，含局麻成分苯酚的喷剂可以迅速镇痛，但只能偶尔为之。

◆ 如果咳嗽厉害，那么需要注意 4 点

1. 不抽烟，同时远离抽烟者。

2. 如果是干咳，试试蜂蜜柠檬温水（1 岁以下小孩不适用）。

3. 夜咳厉害可以垫高枕头。

4. 咳嗽有血，痰呈绿色或咖啡色，高热不退，则需就医。

◆ 如果鼻塞不超过 1~2 周，可以自行养护

淋浴时打开莲蓬头，坐在浴室里，呼吸湿润的水蒸气。使用非处方喷剂或滴剂别超过 3~4 天，以免成瘾。

◆ 如果是小孩感冒，那么要特别注意以下几件事

1. 发热但是温度不高，不要立刻用退热药，让其免疫系统自动发挥抗病作用。

2. 16岁以下的小孩感冒，不要服用阿司匹林。

3. 耳朵痛、嗜睡时应马上就医。

★ 感冒的养生食疗

营养学家指出，多吃富含钙、锌元素及维生素的食物，对产生抗体的单核吞噬细胞系统有较好的营养及调理作用。绿叶蔬菜含有较多的维生素C，对感冒病毒有一定抑制作用。许多蔬菜水果如萝卜、梨、猕猴桃、柑橘及各种蘑菇，含有某些化学活性成分，能提高人体的免疫力，适当多食对预防感冒也有一定作用。适当多吃些富含锌元素的海产品如牡蛎等，对调节机体的细胞免疫状态以防御感冒也有益处。另外，蔬菜水果属碱性食物，摄食后可维持机体一定的碱性环境，不利于病毒等微生物的繁殖。

梨

性凉，味甘，能生津、清热、化痰，适宜风热感冒患者发热、口干渴、咳嗽痰黄时，随意食用。民间习惯对风热感冒咳嗽者，用生梨1个，洗净连皮切碎，加冰糖炖服。

葱

性温，味辛，具有调节体温，使汗腺的排汗工作正常的作用，并可减少和预防伤风感冒的发生。适宜风寒伤风感冒者食用。

橄榄

又名青果。有清肺、利咽喉、化痰的作用，对风热感冒合并咽喉肿痛者尤为适宜。民间习惯用橄榄2~5个，劈开，鲜萝卜（红皮、白皮均可）半个至1个切开，煮水代茶饮。

生姜

性温，味辛，具有散寒发汗、解表祛风作用，适宜风寒感冒者食用。民间常以生姜3片，红糖适量，开水冲泡，俗称生姜红糖茶，频频饮用，汗出即愈。

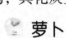 **荸荠**

适宜风热感冒之人咳嗽痰黄，咽喉肿痛，口干者食用。它有清热、化痰、止渴的效果，或生食，或煮食，或榨汁饮用均可。若与海蜇皮一同煎水喝，其化痰止咳作用更好。

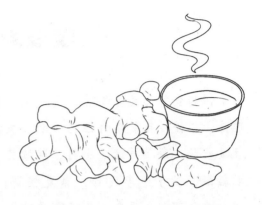

萝卜

有清热解毒、止咳化痰的作用，对风热感冒引起的咳嗽痰多者，尤为适宜。

温馨提示：风寒感冒吃什么食物好？

风寒感冒者宜吃温热性或平性的食物，如辣椒、花椒、肉桂、大米粥、砂仁、金橘、柠檬、佛手柑、洋葱、南瓜、青菜、扁豆、赤小豆、黄芽菜、豇豆、杏子、桃子、樱桃、山楂等。

温馨提示：风热感冒吃什么食物好？

风热感冒者宜食用寒凉性食物，如绿豆、苹果、柿霜、枇杷、柑、橙子、猕猴桃、草莓、罗汉果、无花果、旱芹、水芹、蕹菜、苋菜、菠菜、金针菜、莴苣、枸杞头、豆腐、面筋、冬瓜、瓠子、地瓜、丝瓜、胖大海、马兰头、菜瓜、绿豆芽、柿子、香蕉、西瓜、苦瓜、甘蔗、番茄等。

慢性支气管炎

　　慢性支气管炎是气管、支气管黏膜及其周围组织的慢性非特异性炎症。临床上以慢性反复发作性的咳嗽、咳痰或伴有喘息为主要症状；每年持续3个月，连续2年以上；早期症状轻微，多于冬季发作，春夏缓解；晚期因炎症加重，症状可常年存在。其病理学特点为支气管腺体增生和黏膜分泌增多。病情呈缓慢进行性进展常并发阻塞性肺气肿，严重者常发生肺动脉高压，甚至肺源性心脏病。本病为我国的常见病、多发病，吸烟者的患病率高达10%~20%，远远高于不吸烟者，北方患病率高于南方，大气污染严重的工矿地区患病率高于一般城市。

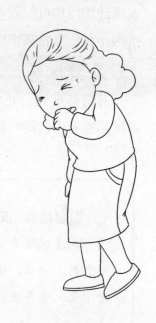

自查

★ 慢性支气管炎的病因

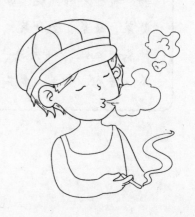

吸烟为发病的主要因素

　　其感染的主要表现为鼻炎、咽喉炎或扁桃腺炎。

　　当有受凉、淋雨、过度疲劳等诱发因素，使全身或呼吸道局部防御功能降低时，原已存在于上呼吸道或从外界侵入的病毒或细菌可迅速繁殖，引起发病，尤其是老幼体弱或有慢性呼吸道疾病如鼻窦炎、扁桃体炎者，更易患病。

大气污染、有害气体

二氧化硫、二氧化氮、氯气及臭氧等对呼吸道黏膜上皮均有刺激和细胞毒作用，据报告空气中的烟尘或二氧化硫超过 $1000\mu g/m^3$ 时，慢性支气管炎急性发作就显著增多，其他粉尘如二氧化硅、煤尘、棉屑等亦可刺激损伤支气管黏膜，使肺清除功能遭受损害，为细菌感染创造条件。

感染因素

感染是慢性支气管炎发生和发展的重要因素之一，病毒、支原体和细菌感染为本病急性发作的主要原因。病毒感染以流感病毒、鼻病毒、腺病毒和呼吸道合胞病毒为常见，细菌感染以肺炎链球菌、流感嗜血杆菌、卡他莫拉菌及葡萄球菌为多见，细菌感染继发于病毒或支原体感染呼吸道黏膜受损的基础上。

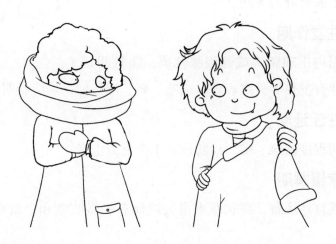

气候寒冷

寒冷常为慢支急性发作的重要诱因。慢支患病率北方高于南方，高原高于平原。慢支发病及急性加重常见于冬季。寒冷空气刺激呼吸道，除可减弱呼吸道黏膜防御功能外,还可通过反射引起支气管平滑肌收缩、黏膜血液循环障碍和分泌物排出障碍,导致继发感染。

★ 慢性支气管炎的分类

根据 1979 年全国慢性支气管炎临床专业会议将慢性支气管炎分为。

🙂 单纯型

符合慢性支气管炎诊断标准,具有咳嗽、咳痰两项症状。

🙂 喘息型

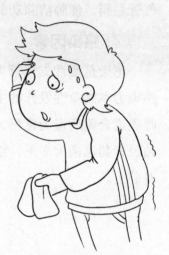

符合慢性支气管炎诊断标准,具有喘息症状,并经常或多次出现哮鸣音(目前大多认为该型应属慢性支气管炎合并哮喘)。

按病情进展可分为 3 期。

🙂 急性发作期

指在 1 周内出现脓性或黏液脓性痰,痰量明显增加,或伴有发热等炎症表现,或咳、痰、喘任何一项症状明显加剧。

🙂 慢性迁延期

指有不同程度的咳、喘,症状迁延 1 个月以上者。

🙂 临床缓解期

经治疗或自然缓解,症状基本消失或偶有轻微咳嗽和少量痰液,保持 2 个月以上者。

★ 慢性支气管炎的临床表现

慢性支气管炎多为潜隐缓慢起病,开始时症状较轻,多未受到患者重视;

也有少数患者于急性上呼吸道感染后症状迁延不愈而起病。病程漫长，反复急性发作，逐渐加重。主要症状为慢性咳嗽、咳痰，部分患者可有喘息。

咳嗽

长期、反复、逐渐加重的咳嗽是慢支的一个主要特点。开始时仅在冬春气候变化剧烈时或接触有害气体（如吸烟）后发病，夏季或停止接触有害气体（如戒烟）后咳嗽减轻或消失。病情缓慢发展后，可表现为一年四季均咳嗽，而冬春加重。一般晨间咳嗽较重，白天较轻，临睡前有阵咳或排痰，黏痰咳出后即感胸部舒畅，咳嗽减轻。分泌物积聚、吸入刺激性气体（如厨房烟尘）均可诱发咳嗽。

咳痰

一般为白色黏液或浆液泡沫状痰，合并感染时，痰液转为黏液脓性或黄色脓痰，且咳嗽加重，痰量随之明显增多，偶带血。常以清晨排痰较多，其原因为夜间睡眠后管腔内蓄积痰液，加以副交感神经相对兴奋，支气管分泌物增加，因此起床后或体位变动时可出现刺激性排痰。晚期患者支气管黏膜腺体萎缩，咳痰量相应减少，且黏稠不易咳出，给患者带来很大痛苦。

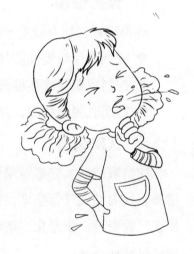

喘息或气短

部分患者有支气管痉挛，可引起喘息，常伴哮鸣音，可因吸入刺激性气体而诱发。早期常无气短，反复发作，并发慢性阻塞性肺疾病（COPD）时，可伴有轻重程度不等的气短。

★ 慢性支气管炎的诊断

诊断主要依靠病史和症状。在排除其他心、肺疾患（如肺结核、尘肺、支气管哮喘、支气管扩张、肺癌、心脏病、心功能不全等）后，临床上凡有慢性或反复的咳嗽、咳痰或伴喘息，每年发病至少持续 3 个月，并连续 2 年或以上发病者，诊断即可成立。如每年发病持续不足 3 个月，而有明确的客观检查依据（如 X 线、肺功能等）亦可诊断。

自防

★ 慢性支气管炎的预防

预防感冒

避免感冒，能有效地预防慢性支气管炎的发生或急性发作。

◆ 戒烟是预防慢性支气管炎的重要措施。

◆ 控制职业性或环境污染，以避免粉尘、烟雾及有害气体吸入。

◆ 定期监测肺功能，及早发现气流受限并及时采取措施亦十分重要。

饮食调摄

饮食宜清淡，忌辛辣荤腥。应戒烟多茶，因为吸烟会引起呼吸道分泌物增加，反射性支气管痉挛，排痰困难，有利于病毒、细菌的生长繁殖，使慢性支气管炎进一步恶化。茶叶中含有茶碱，能兴奋交感神经，使支气管扩张而减轻咳喘症状。

腹式呼吸

腹式呼吸能保持呼吸道通畅，增加肺活量，减少慢性支气管炎的发作，预防肺气肿、肺源性心脏病的发生。具体方法：吸气时尽量使腹部隆起，呼气时尽力呼出使腹部凹下。每天锻炼 2~3 次，每次 10~20 分钟。

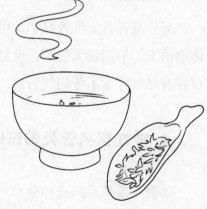

适当休息

发热、咳喘时必须卧床休息，否则会加重心脏负担，使病情加重；发热渐退、咳喘减轻时可下床轻微活动。平时应参加适当活动或劳动。

冬病夏治

在夏季大暑天用消喘膏外贴能起到防病治病的作用。具体做法：将消喘膏外敷于大椎穴、天突穴、肺俞穴、膻中穴。每次敷贴2天，间隔3~5天换药一次，敷贴3次为一个疗程，每年一个疗程，连续3年夏季敷贴。

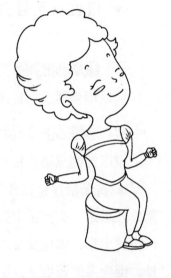

坚持锻炼

可根据自身体质选择医疗保健操、太极拳、五禽戏等项目，坚持锻炼，能提高机体抗病能力，活动量以无明显气急、心跳加速及过度疲劳为度。

避毒消敏

有害气体和毒物如二氧化硫、一氧化碳、粉尘等会使病情加重，家庭中的煤炉散发的煤气能诱发咳喘，厨房、居室应注意通风或装置脱排油烟机，以保持室内空气清新。寄生虫、花粉、真菌等能引起支气管的特异性过敏反应，应保持室内外环境的清洁卫生，及时清除污物，消灭过敏原。

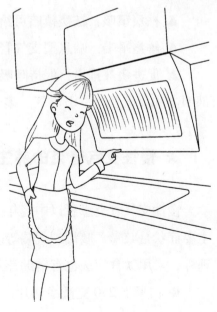

◆ 加强卫生教育，改善工作条件与卫生习惯等，对预防慢性支气管炎均可发挥积极的作用。

◆ 加强个人卫生，避免各种诱发因素的接触和吸入。

自养

★ 慢性支气管炎的治疗

缓解期的治疗

应以增强体质，提高抗病能力和预防复发为主。

急性发作期及慢性迁延期的治疗

应以控制感染和祛痰、镇咳为主；伴发喘息时，加用解痉平喘药物。

▲ 抗菌治疗：轻者口服抗生素，重者肌注或静脉滴注抗生素。常用青霉素、红霉素、头孢菌素类及喹诺酮类。能单独使用窄谱抗生素时应避免使用广谱抗生素，以免发生二重感染或耐药菌株出现。若从痰液中培养出耐药菌株，则应参照药敏试验结果，重新调整抗生素治疗方案。

▲ 祛痰镇咳：祛痰镇咳可给沐舒坦（盐酸溴环己胺醇），或化痰片。

▲ 解痉平喘：喘息型支气管炎常选择解痉平喘药物，如氨茶碱。

▲ 促进痰液排出：保持呼吸道通畅、舒适。如深吸气后有意识咳嗽，胸部叩击和震颤及体位引流等。多喝水，避免分泌物黏稠。

★ 慢性支气管炎的养生食疗

慢性支气管炎患者以中老年人居多，暮秋、冬季是该病的多发季节。其主要症状是咳嗽、咳痰、气喘等。除应尽早治疗，服用中、西药物及做好护理外，采用饮食疗法也有辅助疗效。

◆ 白萝卜250克洗净切片，冰糖60克，蜂蜜适量，加水适量煮至熟烂，食萝卜饮汤，每日早晚各 1 次。

◆ 大蒜、食醋各 250 克，红糖 90 克。将大蒜去皮捣烂，浸泡在糖醋溶液中，1 星期后取其汁服用，每次 1 汤匙，每日 3 次。

◆ 白萝卜 250 克洗净切片，生姜 7 片，红糖 30 克，加水适量煎汁服用，每日早晚各 1 次。

◆ 红白萝卜 250 克洗净切片，加麦芽糖 25 克放置半天，取其汁液饮服，每日 2~3 次。

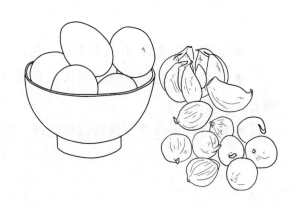

◆ 麦芽糖、蜂蜜、大葱汁各适量，熬溶后装瓶备用。每次取服 1 茶匙，每日 3 次。

◆ 南瓜 500 克去皮切成小块，红枣 15 枚，红糖适量，加水适量煮汤服食，每日 1~2 次。

◆ 鸡蛋 2 个，香油 50 克，食醋适量。将鸡蛋打散放香油中炸熟，加食醋食之，早晚各 1 次。

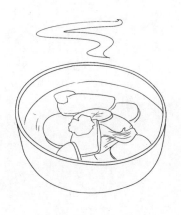

◆ 花生米 100~150 克，加冰糖和水各适量煮至熟烂，食花生米饮汤，每日 1~2 次。

◆ 杏仁 15 克，反复捣烂加水滤汁，再加蜂蜜 1 茶匙，用开水冲服，每日 2~3 次。

◆ 鲜橙 1 个连皮切成 4 瓣，加冰糖 15 克，隔水炖半小时，连皮食之，早晚各 1 个。

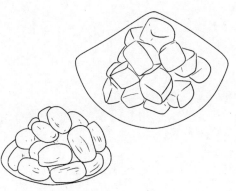

◆ 冬瓜籽、冬瓜皮各 20 克，麦冬 15 克，加水煎汁服用，每日 1 剂

分早晚服。

◆ 大蒜 100 克去皮拍碎，猪瘦肉 500 克洗净切片，加调料炒熟食之。

◆ 甜杏仁 10 克，细嚼慢咽，每日 2 次，有止咳、化痰、定喘等作用。

◆ 雪梨 1 个挖去果核，填入冰糖适量，隔水蒸熟食之，每日早晚各 1 个。

◆ 芝麻、生姜各 50 克共捣烂，加水适量煎汁服用，每日 1 剂。

◆ 雪梨 1 个削皮去核，纳入贝母粉 9 克、冰糖 30 克，隔水蒸熟食之，每日早晚各 1 个。

◆ 鲜百合 2~3 个，洗净捣烂滤汁，用温开水冲服，每日 2~3 次。

急性支气管炎

急性支气管炎是由病毒、细菌感染、物理、化学刺激或过敏引起的气管-支气管黏膜的广泛急性炎症。是婴幼儿时期的常见病、多发病，往往继发于上呼吸道感染之后，也常为肺炎的早期表现。临床主要表现为咳嗽、咳痰。常发生于寒冷季节或气候突变的时节。

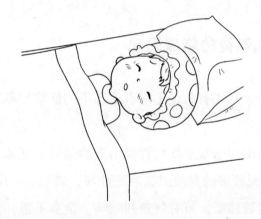

自查

★ 急性支气管炎的病因

感染是最主要的病因，过度劳累、受凉是常见诱因。

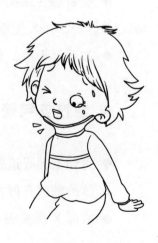

🔅 感染

可由病毒、细菌直接感染，也可因急性上呼吸道感染的病毒或细菌蔓延引起本病。最常见的病毒有腺病毒、流感病毒、呼吸道合胞病毒、副流感病毒等；常见致病细菌有流感嗜血杆菌、肺炎链球菌、链球菌、葡萄球菌等。近年来由支原体和衣原体引起的患者也逐渐增多。

🐦 物理、化学因素

过冷空气、粉尘、刺激性气体或烟雾（如二氧化硫、二氧化氮、氨气、氯气、臭氧等）的吸入可以引起气管-支气管黏膜的急性炎症。

🐦 过敏因素

常见的致病源包括花粉、有机粉尘、真菌孢子等的吸入；钩虫、蛔虫的幼虫在肺移行；或对细菌蛋白质的过敏，引起气管-支气管黏膜的急性炎症。

★ 急性支气管炎的临床表现

◆ 起病较急，常常先有急性上呼吸道感染的症状如鼻塞、打喷嚏、咽喉痛、声音嘶哑等。

◆ 剧烈咳嗽的出现通常是支气管炎出现的信号。开始为频繁干咳，伴胸骨后不适，稍后出现较多的黏液或黏液脓性痰，偶尔有痰中带血。

◆ 如伴有支气管痉挛，可有气急和喘鸣。全身不适，发热38.3~38.8℃可持续3~5天，伴头痛及全身酸痛等。

◆ 随后急性症状消失，咳嗽和咳痰可延续2~3周才消失。持续发热提示合并肺炎，可发生继发于气道阻塞的呼吸困难。

◆ 如迁延不愈，日久可演变为慢性支气管炎。

★ 急性支气管炎的诊断

◆ 急性上呼吸道感染后出现咳嗽、咳痰。

◆ 体检肺部有散在干、湿性啰音。

◆ 胸部X线检查正常或仅有肺纹理增粗。

◆ 进行病毒和细菌检查可明确病因。

自防

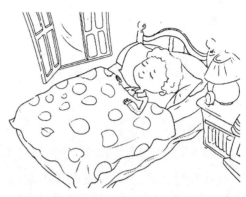

★ 急性支气管炎的预防

◆ 保持家里环境温湿度适宜，空气流畅、清新，定时打开窗户通风换气。

◆ 避免到人多的公共场所，多做户外活动，以减少继发的细菌感染。

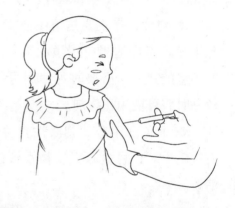

◆ 如有发热，给物理降温（如冰敷、冰枕、温水浴）后不退热，及时到医院治疗。

◆ 注意营养，补充足够水分，提供易消化、高营养的食品。

◆ 在疾病发生前应用流感疫苗。流感疫苗经鼻腔喷雾的方法进行免疫，以免流感引发急性支气管炎。考虑到流感病毒株常发生变异，最好选当时当地的流行毒株制成疫苗，可取得较好的免疫效果。

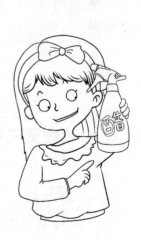

◆ 药物预防。用食醋消毒法预防，按每立方米空间用2~10毫升食醋，用文火煎熏1小时，挥发到空气中的食醋分子有杀灭多种病毒的作用，从而控制或切断流感的流行。

自养

★ 急性支气管炎的治疗

一般患者无需住院治疗，有慢性心、肺基础疾病者，流感病毒引起的支气管炎导致严重缺氧或通气不足时，需住院接受呼吸支持和氧疗。

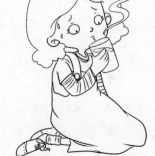

◆ 对症治疗主要是镇咳祛痰，剧烈干咳患者可适当应用镇咳剂，对久咳不愈的患者，必要时可使用可待因；痰量较多或较黏时，可应用祛痰剂。

◆ 避免食用辛辣刺激性食物，不宜过酸过咸，有过敏史者，忌食海腥发物及致敏性食物，饮食宜清淡。

◆ 忌烟戒酒，避免烟尘、异味及油烟等理化因素刺激。

◆ 预防感冒，加强耐寒锻炼，缓解期要注意劳逸适度。

★ 急性支气管炎的养生食疗

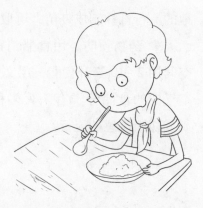

紫苏粥

白术 30 克，粳米 100 克，如常法煮粥，趁热时加紫苏叶 10~15 克，热服。

醋豆腐方

醋 50 毫升，豆腐 300 克，植物油 30 克，葱花少许。将油烧熟后倒入葱花，加少许盐，而后倒入豆腐，将豆腐压成泥状后翻炒，加醋，再加少许水继续翻炒，起锅趁热当菜吃。

鸡蛋生姜方

鸡蛋 1 枚，生姜 12 克。将鸡蛋打碎，生姜切碎，然后两味搅匀，炒熟吃，每日 2 次。

橄榄煲萝卜

青橄榄 250 克，白萝卜 500~1000 克，煎汤代茶，分多次饮用。

萝卜汁炖麦芽糖

用新鲜白萝卜适量，洗净捣烂，榨汁 1 碗，加入麦芽糖，置蒸锅内隔水炖 15~20 分钟。每日分数次，随量热饮，连用 3~5 日。

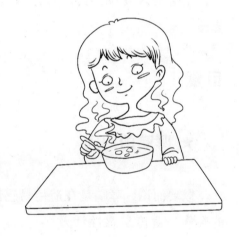

鸡蛋鱼腥草方

鸡蛋 1 枚，鱼腥草 30 克，将鱼腥草浓煎取汁，用滚沸的药汁冲鸡蛋 1 枚，温服，每日 1 次。

薏苡仁芦根粥

生薏苡仁 60 克，鲜芦根 30 克，白米 60 克，煮粥服食。

支气管哮喘

哮喘，全称支气管哮喘，又称气喘，是一种以可逆性气流受限为特征的呼吸道慢性炎症性疾病，被世界医学界公认为四大顽症之一，被列为十大死亡原因之最。哮喘严重危害人们身心健康，减弱劳动能力，降低生活质量，且难以得到根治，易反复发作，轻者伤身，重者致人丧命，因此防治哮喘刻不容缓。

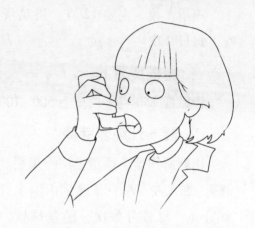

自查

★ 哮喘的病因

概要而论，哮喘是在遗传易感性的基础上经由环境因素相互作用而发生的疾病。遗传易感性涉及多个基因及其相互作用；致病的环境因素也是多种多样。就病因学而论，哮喘是一种异质性明显的疾病。导致哮喘这种疾病发生的危险因素称为"病因"；导致哮喘发作的危险因素称为"诱因"。将具体某个危险因素界定为

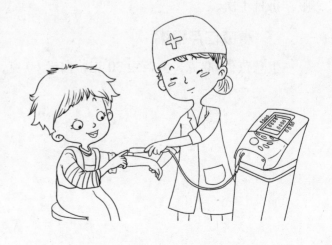

病因或者诱因有困难，因此，将各种危险因素合并介绍。

遗传

哮喘多与遗传有关，同时受遗传因素和环境因素的双重影响。许多调查资料表明，哮喘患者亲属患病率高于群体患病率，并且亲缘关系越近，患病率越高；患者病情越严重，其亲属患病率也越高。如果父母都有哮喘，其子女患哮喘的概率可高达60%；如果父母中有一人患有哮喘，子女患哮喘的可能性为20%；如果父母都没有哮喘，子女患哮喘的可能性只有6%左右。此外，如果家庭成员及其亲属患有过敏性疾病如过敏性鼻炎、皮肤过敏或食物、药物过敏等，也会增加后代患哮喘的可能性。

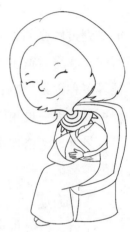

肥胖

肥胖是哮喘发病的独立危险因素，尤其是对女性。肥胖的哮喘患者，治疗起来更困难。可能的机制：

1. 改变呼吸系统的机械特性。

2. 脂肪组织释放 IL-6、TNF-α、嗜酸性粒细胞趋化因子、瘦素等炎症因子，使免疫功能整体呈现促炎倾向。

3. 肥胖的发生也是机体在遗传、发育、内分泌、神经调节上存在某些缺陷的集中反映，这些缺陷可能也是哮喘的病因。

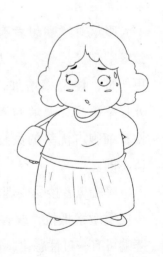

过敏原

吸入过敏原是哮喘的诱因，这一观点已广为接受。尘螨是诱发哮喘发作的最为常见的吸入过敏原。花粉、真菌孢子诱发的哮喘常常具有季节性的特点。起风暴的时候，常常扬起大量花粉，有可能引起众多哮喘患者同时发作，称为"风暴性哮喘"。常年存在于环境中的过敏原，可以导致患者出现慢性持续症状，这类过敏原多半来源于家庭宠物的毛屑、蟑螂、粉尘、螨虫等。

过敏原与哮喘发病的关系比较复杂，可能受到过敏原的种类、暴露的剂量、暴露的时间、暴露时宿主的年龄以及宿主的遗传特征等多种因素影响；有时候，早期接触过敏原可以诱导免疫耐受，反而具有保护作用。

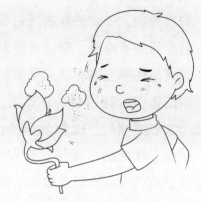

另外，严格地避免接触过敏原未能降低罹患哮喘的风险。

吸烟

子宫内以及出生后接触吸烟烟雾，可增加患儿出现哮喘样症状的风险。研究资料已确认的机制是吸烟影响了肺的发育，但是否增加过敏性疾病的风险尚无定论。

吸烟对哮喘患者有严重的负面影响：可导致哮喘频繁发作，肺功能衰退速度加快，病情更严重，住院率增加，削弱皮质激素的作用，死亡率更高。吸烟的哮喘患者呼吸道中存在中性粒细胞占优势的炎症反应，与一般的哮喘有所不同。

哮喘患者接受戒烟治疗有助于改善病情，减少皮质激素抵抗，改善肺功能。刚开始戒烟时，哮喘可有一过性恶化，这可能是因为烟雾中的氮氧化物具有气管舒张作用。

空气污染

空气污染物，如二氧化硫、臭氧，可以诱发哮喘发作。

空气污染物对哮喘患病率的影响仍未确定。交通尾气污染严重的城市，并未发现哮喘患病率升高。德国统一前，东德空气污染严重，但是哮喘患病率比西德要低；德国统一后，东德哮喘患病率与经济富裕程度同步上升。

温馨提示：职业性哮喘属于哮喘的一种吗？

暴露于工作环境中出现的物质后引发的哮喘称为职业性哮喘。那种物质即为职业性致敏物。已知的职业性致敏物就多达300余种（如油漆）。称其为"致敏物"是因为它们诱发哮喘的机制不仅包括过敏反应，还包括直接引起呼吸道收缩。大部分已知的致敏物属于过敏原，也就是说通过诱发病理免疫反应引起哮喘。少数致敏物依靠单纯的刺激效应诱发哮喘样发作，这种既往无哮喘或气道高反应性疾病病史，在接触刺激性物质后反复出现哮喘样发作的疾病称为"反应性气道功能障碍综合征"，在表现上与哮喘有很多相似之处，但不存在过敏反应，因而不属于哮喘，目前将其划归为环境性肺疾病。处于工作年龄的哮喘患者中，超过10%的案例属于职业性哮喘，高危的职业包括。

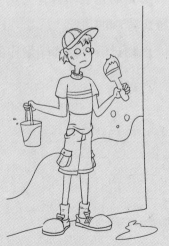

◆ 农业、种植业

◆ 喷涂业

◆ 清洁业

◆ 塑料制造业

预防职业性哮喘的关键在于职业防护。避免再次接触致敏物是治疗职业性哮喘的关键之一。

❄ 感染

病毒感染是最常见的哮喘诱因，机制尚未明确。在病毒感染期间，呼吸道中嗜酸性粒细胞和中性粒细胞数量增加。另外，哮喘患者的上皮细胞产生干扰素的能力下降，因此对病毒感染的易感性增加。

病毒感染在哮喘发病中的作用仍有待进一步确定。例如，在儿童人群，呼吸道合胞病毒（RSV）感染常常表现出喘息的症状，一项前瞻性研究发现，大约40%的已确诊为RSV感染的儿童持续存在哮喘样症状；而另外的研究却认为，RSV、风疹病毒感染降低了哮喘的患病率。

在婴幼儿时期，如能早期接触内毒素，有助于减少哮喘的发生。

非典型病原体（如衣原体、支原体）似乎参与了重症哮喘发病过程，但仍需进一步证实。

钩虫感染似乎具有一定的保护作用，其他的寄生虫感染未发现可以降低哮喘患病率。

霉菌的呼吸道感染，都可引起呼吸道发炎而诱发过敏反应。

❄ 饮食

给婴幼儿喂养含有完整牛奶蛋白或大豆蛋白的配方奶粉，将增加其长大后罹患哮喘的风险。

食物过敏导致哮喘发作的证据尚不充分；特制的无过敏原食品也不能降低哮喘发作的频率。贝类、坚果类食物引起的过敏反应可有喘息的症状，有可能会被误诊为哮喘发作。

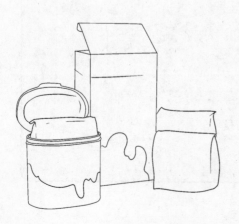

无水杨酸食品可能对阿司匹林哮喘患者有帮助，但长期坚持有困难。

某些食品添加剂可能诱发哮喘。防腐剂焦亚硫酸盐在胃内释放出二氧化硫，从而诱发哮喘发作。

其他的饮食因素对哮喘的作用则仍存争议。观察发现，缺乏抗氧化剂（如维生素 A、C）、微量元素（镁、硒）和 ω-3 多不饱和脂肪酸（鱼油），或者过度摄入钠、ω-6 多不饱和脂肪酸，都将增加哮喘的风险。然而，针对上述因素的干预试验并未得出阳性结论。

药物

作为异体物质，任何药物都有成为过敏原的可能性，此外，还有些药物不经过敏反应机制诱发哮喘。

▲β 受体阻断剂

常常加重哮喘，甚至致命。机制尚不清楚，可能与增加胆碱能支气管收缩物质有关。

▲ACEI（血管紧张素转换酶抑制剂）

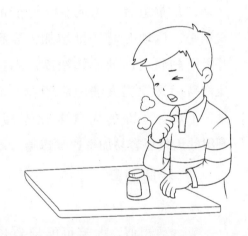

可抑制激肽降解，由于激肽具有收缩气管作用，因此，理论上 ACEI 不利于病情。不过，实践发现 ACEI 极少加重哮喘，而且，其特征性副作用——干咳在哮喘人群中的发生率亦无增加。

▲阿司匹林和某些食用色素都可以诱发阿司匹林哮喘。

内分泌

部分女性患者在月经前出现症状加重，个别患者甚至出现严重发作。这可能与黄体酮水平突然下降有关，严重发作的个案在应用大剂量黄体酮或促性腺激素释放因子治疗后病情出现改善。

甲状腺功能亢进症和甲状腺功能减退症均可导致哮喘恶化，机制尚不清楚。

精神紧张

情绪可以影响哮喘。很多哮喘患者报告在精神紧张时出现症状加重。毫无疑问，心理因素可以经由胆碱能神经反射引起支气管收缩，不过，在严重的精神刺激下（如失去亲人），哮喘症状反而有可能出现改善。

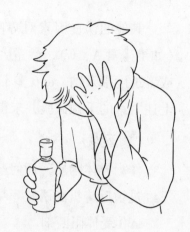

运动

运动也是常见的哮喘诱因，尤其是较激烈的运动，儿童患者尤为明显。可能的机制是：运动时通气量增加，导致呼吸道黏膜表面的液体浓缩，渗透压增高后诱发肥大细胞脱颗粒。可见，干燥、寒冷的天气要比温暖、潮湿的天气更容易加重这类哮喘。

物理因素

▲大笑

与运动相似，大笑可能导致过度通气进而诱发哮喘。

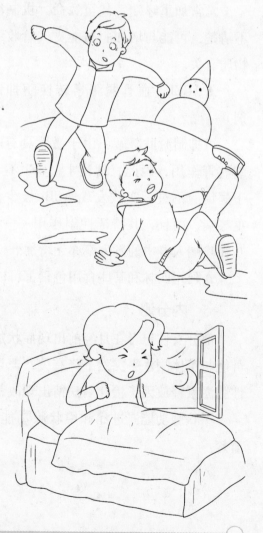

▲天气变化

很多患者报告炎热天气以及天气变化时哮喘会加重，尤其是气温降低时。

▲浓烈的气味和香水，机制不详。

胃食管反流

哮喘合并胃食管反流的情况非

常常见，因为支气管舒张药可有这种副作用。虽然胃酸反流可以反射性地引起支气管收缩，但极少引起哮喘的症状，而且抗反流治疗无法减轻大部分患者的哮喘症状。

其他

▲室内的尘螨、有皮毛的动物、蟑螂、花粉及霉菌的过敏原等。

▲化学性刺激物及药物，如合成纤维、塑料等行业接触的刺激性物质。

▲各种烟雾，如烟草烟雾、气雾剂、除草剂等。

▲细菌、病毒、寄生虫等引起的感染等。

▲此外低龄妊娠、早产、低出生体重、体力活动减少等都有证据提示可能与哮喘发病有关，但无法解释全球范围内逐渐增高的患病率。

★ 哮喘的症状

缓解期可以毫无症状。

◆ 发作前可能出现前驱症状：鼻塞、喷嚏、眼痒、肩胛骨间不适、莫名的恐惧感等。

◆ 发作可以毫无诱因，亦可以被某些诱因诱发。

◆ 典型的发作症状：胸闷、咳嗽、伴有哮鸣音的呼气性呼吸困难，严重者可出现发绀。数分钟内症状达到最严重程度。夜间至清晨出现或加重，是哮喘的特征之一。

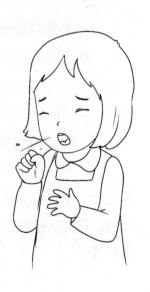

◆ 部分患者只有干咳（称为"咳嗽变异型哮喘"）；部分患者有大量黏液痰，痰液甚至极度黏稠难以咳出。

◆ 发作持续数小时至数天后可自行缓解，或经药物治疗缓解。这说明哮喘患者的气流受限具有可逆性。

◆ 易变性是哮喘的另一个特点，指的是症状、肺功能等不断变化。可以是昼夜变化，也可以是日间、周间、月间、季间变化。

◆ 儿童时期发病的哮喘患者，到了青春期似乎有自发缓解的趋势；随着年龄的增长，再发的概率逐步增加；儿童时期就有持续、严重哮喘者，其成年期再发的风险更高。成年期的哮喘（包括成年时期起病和成年时期再发的哮喘），通常会反复发作；发作的程度存在明显个体差异，但对某个给定的个体，每次发作的程度大致相同。

★ 哮喘的分类

🕐 过敏性哮喘

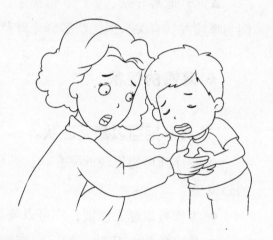

又称外源性哮喘。多见儿童或青少年，多为过敏体质，有哮喘或者过敏性疾病家族史，如花粉过敏、尘螨过敏、特定食物过敏等。一般发病急，哮鸣音明显但持续时间短，脱离发病环境时可缓解。

🕐 感染性哮喘

一般为内源性哮喘。先咳嗽咳痰甚至发热，喘息逐渐加重，肺内哮鸣音与痰鸣音混合存在，分布不均，缓解较慢，一般秋末冬初频发，夏季好转。

🕐 运动性哮喘

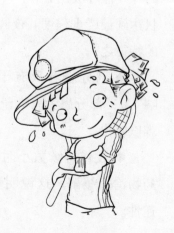

可发生于任何年龄，儿童多见，多在运动6~10分钟和停止运动1~10分钟出现，表现为咳嗽、胸闷、气急、喘息、肺部哮鸣音，一般半小时内能够缓解。

职业性哮喘

由于职业上的原因，吸入或接触某些物质引起的哮喘病称为职业性哮喘。此型患者常有一定的家族或患者本人的过敏史。常见的过敏原有棉花细尘、山药粉、蘑菇孢子、蚕蛾的粉尘、某些洗涤剂以及某些工厂的刺激性气体等。

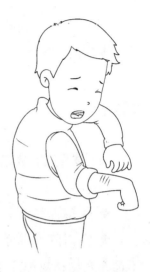

药物性哮喘

有明确应用相关药物史，伴有喷嚏、全身发痒、皮肤潮红甚至皮疹、发热等药物过敏症状，停用药物及抗过敏治疗见效，如阿司匹林过敏。

其他哮喘类型

咳嗽性哮喘、老年性哮喘、慢性哮喘、隐匿性哮喘等。

★ 哮喘的诊断

◆ 反复发作喘息、气急、胸闷或咳嗽，多与接触变应原、冷空气、物理、化学性刺激、病毒性上呼吸道感染、运动等有关。

◆ 发作时在双肺可闻及散在或弥漫性，以呼气相为主的哮鸣音，呼气相延长。

◆ 上述症状可经治疗缓解或自行缓解。

◆ 症状不典型者（如无明显喘息或体征）应至少具备以下一项试验阳性：

1. 支气管激发试验或运动试验阳性。

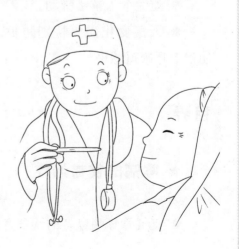

2. 支气管舒张试验阳性［一秒钟用力呼气容积（FEV_1）增加 15% 以上，且 FEV_1 增加绝对值>200 毫升］。

3. 最大呼气流量（PEF）日内变异率或昼夜波动率≥20%。

◆ 除外其他疾病所引起的喘息、气急、胸闷和咳嗽。

自防

★ 哮喘的预防

◆ 保持居室清洁，避免尘埃积聚及尘螨繁殖。

◆ 室内陈设简单，不铺地毯，不用羽毛枕，不饲养宠物和栽种开花植物。

◆ 避免接触烟草、烟雾、异味、尘土等污浊空气。

◆ 避免剧烈运动，室内游泳相比中、长距离跑步较少机会引发哮喘。运动量及时间要适合个人的体能情况，应做有规律而渐进的运动，切勿操之过急。在运动中，应采取间歇性的休息，如每 10 分钟休息一次。

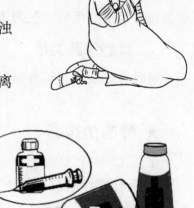

◆ 避免个人情绪激动。

◆ 天气变化需要特别防护，积极防治上呼吸道感染。

自养

★ 哮喘的食物治疗

◆ 支气管哮喘患者的饮食宜清淡，少刺激，不宜过饱、过咸、过甜，忌生冷、酒、辛辣等刺激性食物。

◆ 过敏性体质者宜少食异性蛋白类食物，一旦发现某种食物确实可诱发患者支气管哮喘发病，应避免进食，宜多食植物蛋白，如豆类及豆制品等。

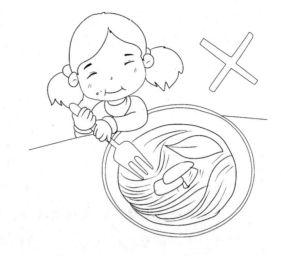

◆ 饮食要保证各种营养素的充足和平衡，特别应增加抗氧化营养素如β-胡萝卜素、维生素 C、E 及微量元素硒等。抗氧化营养素可以清除氧自由基，减少氧自由基对组织的损伤。在较低的浓度下，硒主要表现出活性氧自由基的清理作用，而在高浓度下，硒主要表现出活性氧自由基的催化作用。采用减少支气管微量元素硒的方法预防哮喘，可见到患儿发作次数减少，通气量增加。β-胡萝卜

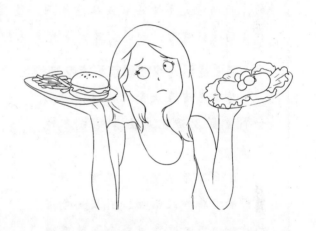

素、维生素 C、维生素 E 在新鲜蔬菜及水果中含量丰富，微量元素硒在海带、海蜇、大蒜中含量较丰富。

◆ 防止呼吸道感染，调节免疫功能亦很重要，应注意季节性保暖。婴儿应以母乳为主，母乳中含分泌型免疫蛋白抗体，能增加呼吸道的抵抗力。

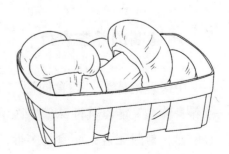

◆ 经常吃食用菌类能调节免疫功能，如香菇、蘑菇含香菇多糖、蘑菇多糖，可

以增强人体抵抗力，减少支气管哮喘的发作。

温馨提示：哮喘患者不可多吃盐？

　　哮喘，支气管哮喘病的简称，是一种以间歇性发作性呼吸困难、并伴有哮喘为特征的常见病。哮喘病患者在饮食上有许多需要注意的方面，其中，忌多吃盐就是很重要的一个方面。

　　研究人员发现，通过低盐饮食，可以使支气管的高反应性得到缓解。这是因为，人的支气管平滑肌高度敏感，但对钠却是可渗透的，而钠对支气管具有强收缩作用，过多摄入会使支气管产生很大程度的收缩变窄，因此，哮喘患者多吃盐是很危险的。

温馨提示：哮喘患者不宜吃味精？

　　哮喘患者在饮食上需要注意的一个重要方面就是要少吃或不吃味精。

　　这是因为味精在被吸收之后，可影响中枢神经活动，引发支气管的收缩，摄入过量可能会导致哮喘病发作。如果在空腹时吃含味精的食物，则更容易导致急性发作。

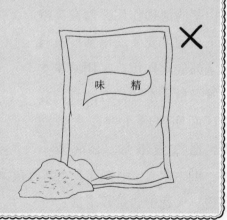

★ 哮喘的养生食疗

　　中医理论认为"药食同源"，指来源于食物类的中药，用作食疗的方法颐养身体，又能以其性味偏盛医治疾病而不会出现副作用。中药性味大都各有偏盛，常服无益；而食物多性情温和无毒，久用无害。故中医认为"药补不如食补"。因此适当把食物和药物组合在一起，经过适当烹饪，可以对哮喘患者有治疗和预防的作用，此种药食同用的食物即药膳。现将哮喘患者常用的一些药膳介绍如下。

丝瓜凤衣粳米粥

用鸡蛋膜 2 张煎水取汁，煮粳米粥 1 碗，加入丝瓜 20 克再煮熟，加盐、味精、麻油少许调味。每日 1 次，趁温热服完。可清热化痰，镇咳平喘，调和脾胃。适用于热性哮喘患者，见呼吸急促，喉中有哮鸣声，咳嗽阵作，痰黄黏稠，心烦口渴，舌红、苔黄腻、脉滑数等。

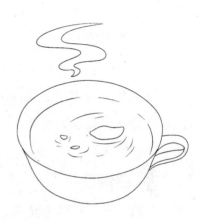

杏仁猪肺粥

将杏仁去皮尖，洗净。猪肺洗净，切块，放入锅内出水后，再用清水漂洗净。将洗净的粳米与杏仁、猪肺一起放入锅内，加清水适量，文火煮成稀粥，调味即可。随量食用。可宣肺降气，化痰镇咳。

莱菔子粳米粥

莱菔子 20 克水研滤过，取汁约 100 毫升，加入粳米 50 克，再加水 350 毫升左右，煮为稀粥，每日 2 次，温热服食。可下气定喘，健脾消食。作为哮喘的辅助治疗，特别适用于痰多气急，食欲不振，腹胀不适的患者。

芡实核桃粥

芡实 30 克，核桃仁 20 克，红枣 10 个与粳米 50 克同煮成粥，分次服食，也可常食。补肾纳气定喘。

参苓粥

将党参 30 克、生姜 5 克切薄片，茯苓 30 克捣碎泡半小时，取药汁两次，用粳米 120 克同煮粥，一年四季常服。可补肺益气，固表止哮。适用于哮喘缓解期，肺气亏虚者。

虫草炖鸭

将冬虫夏草10克，红枣4个去核洗净。水鸭活杀，去毛、肠脏，取鸭肉洗净，斩块。把全部用料一起放入煮锅内，加开水适量，文火隔开水煮3小时。调味即可。随量饮汤食肉。可补肾益精，养肺镇咳。

南瓜餐

南瓜500克，冰糖、蜂蜜各50克，姜汁适量。将南瓜切开顶盖，除去瓤及瓜子，放入姜汁、冰糖、蜂蜜，盖上顶盖，用竹签固定，隔水炖2小时即成。

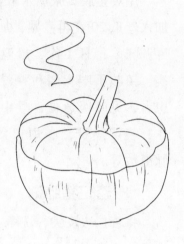

白鸭方

白鸭1只，白糖120克，冰糖120克，蜂蜜120克，胡桃仁120克。白鸭洗净，将白糖、冰糖、蜂蜜、胡桃仁纳入白鸭腹内，煮熟即可。

柚子封乌鸡

乌鸡1只，去瓤柚子1个。乌鸡切成小块放入已挖去果瓤的柚子中，加水20~50毫升，不加盐及调料，封好口，外涂一层黄泥将整个柚子裹住，用柴火烤4~5个小时，待鸡熟透，去泥开盖即可食用。

温馨提示：哮喘患者饮食应注意什么？

哮喘患者平时要宜多吃蔬菜水果如萝卜、白菜等，有清肺化痰的作用。含钙食物能增强气管抗过敏能力，如豆腐、棒子骨等。同时多饮热水或饮料对哮喘患者稀释痰液也相当重要。

在饮食中忌食或少食虾、蟹、香菜、麦类、蛋、牛奶、肉、鲫鱼等可能引起哮喘及腹胀，致使呼吸困难的食物。

★ 哮喘的偏方

◆ 豆腐 500 克，麦芽糖 100 克，生萝卜汁 1 杯，混合煮开，为 1 日量，分早晚 2 次。此食疗方对肺热型的哮喘病十分有效。

◆ 杏仁 15 克，麻黄 30 克，豆腐 125 克，混合加水煮 1 小时，去渣，吃豆腐喝汤。每天或隔天 1 服。此食疗方对哮喘患者也很有效。

◆ 鲜嫩丝瓜 5 个切碎，水煎去渣后给予口服；或用丝瓜藤汁，每次口服 30 毫升，1 日服 3 次，方法为取丝瓜藤离地面 3~4 尺处剪断，断端插入瓶中，鲜汁滴入瓶内，一天可集液汁 500 毫升。

◆ 将干胎盘 1 只和干地龙 100 条共研细末，装入空心胶囊中备用，每次口服 5~8 粒，每天 3 次，空腹温开水送下，10 天 1 疗程。

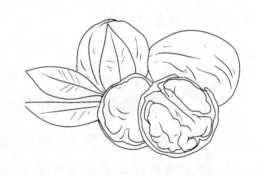

◆ 核桃对哮喘有较好的疗效，可取核桃仁 5 克，杏仁 10 克，蜂蜜 30 克，将这 3 种物质混在一起蒸熟加生姜汁 20 滴，一次服完。每隔两日服上述药方一次，连服 5~7 次。或取核桃 30 克，生姜 15 克，猪肺 250 克。洗净猪肺加水放入核桃仁、生姜，炖熟。每日 3 次，在 1~2 日内服完。这样的食疗方适用于哮喘病日久不愈，反复发作的肾虚患者。

★ 哮喘持续状态的处理

哮喘持续状态是指哮喘急性严重发作时，应用一般平喘药物包括静脉滴注氨茶碱而仍不能缓解持续 24 小时以上者。

☯ 补液

根据失水及心脏情况，静脉给等渗液体，用量2000~3000毫升/天，以纠正失水，使痰液稀释。

☯ 糖皮质激素

是控制和缓解哮喘严重发作重要治疗措施。常用甲基泼尼松龙每次40~120毫克静脉注射，在6~8小时后可重复注射。

☯ 沙丁胺醇（舒喘灵）雾化吸入、静脉或肌内注射

雾化吸入：浓度为0.5%的沙丁胺醇溶液1毫升，用适量生理盐水稀释后雾化吸入。以后可根据病情在2~6小时后重复用药。

皮下或肌内注射沙丁胺醇：500微克/次（每次8微克/千克体重），4~6小时可重复注射。

静脉注射沙丁胺醇250微克/次（94微克/千克体重·次），注射速度宜慢（10分钟左右），必要时重复用药。

☯ 异丙托溴铵溶液雾化吸入

☯ 氨茶碱静脉滴注和静脉注射

测定或估计患者血浆茶碱浓度，若患者的血浆茶碱浓度<5毫克/升，则可给予负荷量氨茶碱（5毫克/千克体重）用5%葡萄糖溶液20~40毫升稀释后缓慢静脉注射，需15分钟以上注射完；如果血浆茶碱浓度已达10~15毫克/升，则按0.7毫克/千克体重·小时的维持量氨茶碱静脉滴注，并注意血浆茶碱浓度的监测，及时调整药物用量。

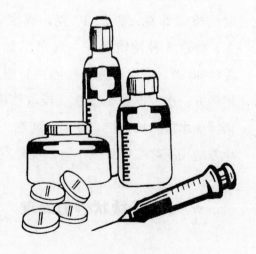

🫧 氧疗

一般吸入氧浓度为 25%～40%，并应注意湿化。如果患者低氧血症明显，又 $PaCO_2$<4.66 千帕（35 毫米汞柱），则可面罩给氧。当吸入氧浓度>50%时，则应严格控制吸入氧浓度和高浓度氧疗的时间，使 PaO_2>6.65 千帕（50 毫米汞柱），注意预防氧中毒。

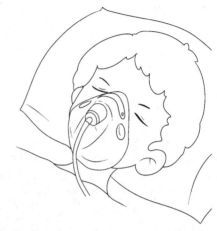

🫧 纠正酸中毒

因缺氧、补液量不足等，可并发代谢性酸中毒，常用5%碳酸氢钠静脉滴注，其用量为：

所需5%碳酸氢钠毫升数=［正常 BE（毫摩尔/升）-测得 BE（毫摩尔/升）］×体重（千克）×0.4

式中，正常 BE 一般以-3 毫摩尔/升计。

🫧 注意电解质平衡

如果应用沙丁胺醇，部分患者可能出现低血钾，注意适量补足。

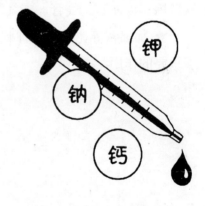

🫧 纠正二氧化碳潴留

当出现二氧化碳潴留，则病情危重，提示已有呼吸肌疲劳。并应注意有无肺不张、气胸、纵隔气肿等并发症。如果并发气胸则需立即抽气和水封瓶引流。必要时做经鼻气管插管或气管切开和机械通气。

★ 哮喘的防复发

◆ 在明确过敏原后应避免与其再接触。如是由于室内尘埃或螨虫诱发哮喘的发作，就应保持室内的清洁，勤晒被褥，而且应常开窗户通风，保持室内空气的清新。

◆ 不宜在室内饲养猫、犬等小动物。

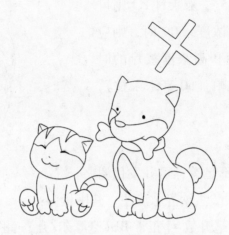

◆ 平时应注意孩子的体格锻炼，如常用冷水洗浴、干毛巾擦身等进行皮肤锻炼，以便肺、气管、支气管的迷走神经的紧张状态得到缓和。

◆ 加强营养，避免精神刺激、感冒和过度疲劳等对预防哮喘的发作也有着重要的作用。

支气管扩张

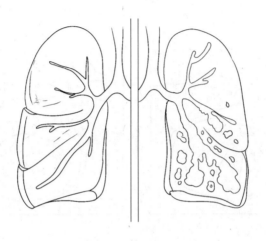

　　支气管扩张是指由于支气管及其周围组织的慢性炎症和支气管阻塞，导致支气管的组织结构受到较严重的病理性破坏，引起管腔扩张和变形的支气管慢性疾病。一支或多支近端支气管和中等大小支气管管壁组织破坏造成不可逆性扩张。

自查

★ 支气管扩张的病因

　　支气管扩张的主要发病因素为支气管-肺组织的感染和支气管阻塞感染引起管腔黏膜的充血、水肿，使管腔狭小、分泌物易阻塞管腔，导致引流不畅而加重感染；支气管阻塞引流不畅会诱发肺部感染。故二者互相影响促使支气管扩张的发生和发展。先天性发育缺损及遗传因素引起的支气管扩张较少见。

多数患者在童年有麻疹、百日咳或支气管肺炎迁延不愈的病史，以后常有呼吸道反复发作的感染。气管和主支气管扩张较少见，因为较大的支气管有完整的软骨环，呼吸道清除功能较好，且管径较大，肌层及弹力纤维也较厚，故不容易发生阻塞及支气管壁的严重破坏。肺段和亚段以下的小支气管管壁支架组织薄弱，管径小，容易发生痰液潴留和阻塞，而导致支气管扩张。

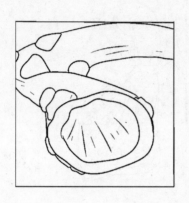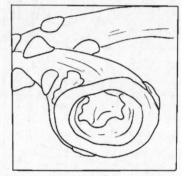

支气管扩张可分为先天性与继发性两种。先天性较少见，是由于先天性支气管发育不良，存在先天性缺陷或遗传性疾病，使肺的外周不能进一步发育，导致已发育支气管扩张，如支气管软骨发育不全。有的患者支气管扩张在出生后发生，但也有先天异常的因素存在，如 Kartagener 综合征，患者除支气管扩张外可伴有内脏异位和胰腺囊性纤维化病变，它实际上属于纤毛无运动综合征的一个亚型。支气管扩张症也可见于 Young 综合征，该病特征为阻塞性精子缺乏、慢性鼻窦炎、反复肺部感染和支气管扩张。部分支气管扩张患者显示免疫球蛋白缺陷。IgG 缺乏易于反复细菌感染，其中 IgG_2 和 IgG_4 缺乏更为重要。

继发性支气管扩张的主要发病因素是支气管和肺的反复感染、支气管阻塞以及支气管受到牵连，三种因素相互影响。儿童时期麻疹、百日咳、流行性感冒（某些腺病毒感染）或严重的肺部感染如肺炎克雷伯杆菌、葡萄球菌、流感病毒、真菌、分枝杆菌以及支原体感染，使支气管各层组织尤其是平滑肌纤维和弹性纤维遭到破坏，黏液纤毛清除功能降低，削弱了管壁的支撑作用，吸气、咳嗽时管腔内压力增加，管腔扩张，而呼气时不能回缩，分泌物长期积存于管腔内，发展为支气管扩张；支气管肿瘤、支气管内膜结核引起的肉芽肿、瘢痕性狭窄、异物吸入（吸入性肺炎、吸入有害气体或硅石、滑石粉等颗粒）、黏液嵌塞或管外原因（如肿大的淋巴结、肿瘤压迫）均可使支气管腔发生不同程度的狭窄或阻塞，使远端引流不畅发生感染而引起支气管扩张；随病情进展，支气管周围纤维增生、广泛胸膜增厚以及肺不张、胸腔内负压对病肺的牵引，对支气管产生牵拉，同时由于局部防御机制和清除功能降低，反复感染使支气管壁肌层萎缩、软骨破坏、张力下降，在管壁外牵拉力作用下形成持久的扩张。

★ 支气管扩张的临床表现

◆ 其典型症状为慢性咳嗽伴大量脓痰和反复咯血。

◆ 慢性咳嗽伴大量脓性痰，痰量与体位改变有关，如晨起或入夜卧床时咳嗽痰量增多，呼吸道感染急性发作时黄绿色脓痰明显增加，一日数百毫升，若有厌氧菌混合感染则有臭味。

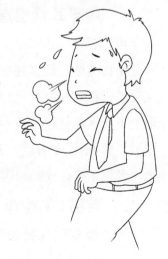

◆ 咯血可反复发生程度不等，从小量痰血至大量咯血，咯血量与病情严重程度有时不一致，支气管扩张咯血后一般无明显中毒症状。

◆ 若反复继发感染，支气管引流不畅，痰不易咳出，可感到胸闷不适，炎症扩展到病变周围的肺组织，出现高热、食欲缺乏、盗汗、消瘦、贫血等症状。

◆ 慢性重症支气管扩张的肺功能严重障碍时，劳动力明显减退，稍活动即有气急、发绀伴有杵状指（趾）。

★ 支气管扩张的诊断

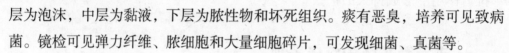

血常规

感染明显时周围血白细胞计数增高，中性粒细胞核左移，红细胞沉降率往往增快。

痰液检查

痰液放置数小时后，可分三层，上层为泡沫，中层为黏液，下层为脓性物和坏死组织。痰有恶臭，培养可见致病菌。镜检可见弹力纤维、脓细胞和大量细胞碎片，可发现细菌、真菌等。

肺功能检查

一秒用力呼出量/用力肺活量比值肺功能损害为渐进性，表现为阻塞性通气障碍，FEV_1、最大通气量、FEV_1/FVC 以及小气道用力呼气流速（PEF 25%~75%）均降低。而残气量/肺总量比值增高。支气管扩张发展至广泛性肺组织纤维化时，肺功能可出现弥散功能障碍。

胸部 X 线检查

可无异常（占10%）或病变区肺纹理增多、增粗，排列紊乱。若支气管内有分泌物潴留，则呈柱状增粗。囊状支气管扩张在胸片上可见粗乱肺纹理中有多个不规则蜂窝状（卷发状）阴影，或圆形、卵圆形透明区，甚至出现小液平，多见于肺底或肺门附近。

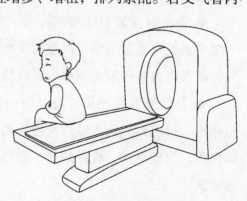

胸部 CT 检查

可显示支气管壁增厚的柱状扩张

或成串成簇的囊性改变，支气管由中心向外周逐渐变细的特点消失以及扩张气管内气液平的存在。当支气管内径大于相伴行支气管动脉时，可以考虑支气管扩张的诊断。

支气管镜纤维支气管镜检查

对支气管扩张的诊断价值不大，但可明确扩张、出血和阻塞部位。可进行局部灌洗，取得灌洗液作涂片革兰染色或细菌培养，对确定支气管扩张感染的病原学有重要价值，且经支气管冲洗可清除气道内分泌物，对支气管扩张的病情控制有一定帮助，并可帮助发现支气管肿瘤、支气管内异物等病因。

温馨提示：常与支气管扩张混淆的疾病有哪些？

本病应与慢性支气管炎、肺结核、肺脓肿等疾病相鉴别。

◆ 慢性支气管炎

慢性支气管炎患者多于春、冬季节咳嗽、咳痰症状明显，痰为白色黏液泡沫状，发病年龄多在中老年。晚期患者往往伴有支气管扩张，但反复咯血不多见，多在两肺底部闻及湿啰音，咯后可消失且不固定。X 线检查可见肺纹理粗乱或肺气肿。

◆ 肺结核

早期肺结核患者咳嗽轻，咳痰不多，伴有空洞者的痰液常呈黏液样或脓性，痰检查多能检出结核菌。全身情况可伴有乏力、消瘦、午后低热、盗汗等症状。X 线检查病灶多在两肺上野。

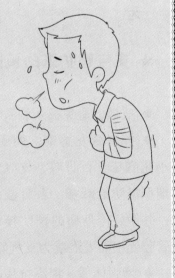

◆ 肺脓肿

有起病急、畏寒、高热、咳嗽、咳大量黄或黄绿色脓痰的临床表现。肺病变部位叩诊浊音，呼吸音减低，有湿啰音。X线检查可见带有液平的空洞，周围可见浓密炎性阴影。抗菌药物治疗有效。

◆ 支气管肺癌

干性支气管扩张以咯血为主，易诊为肺癌。X线检查、CT、纤维支气管镜及痰细胞学检查等可进行鉴别。

◆ 先天性肺囊肿

先天性肺囊肿是先天性病，若未合并感染可无明显症状。肺部X检查可见多个边缘清楚、壁较薄的椭圆或圆形阴影，周围无浸润病变，支气管造影有助于诊断。

自防

★ 支气管扩张的预防

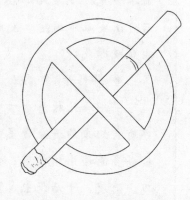

◆ 戒烟，避免吸入刺激性气体。

◆ 控制继发感染，彻底治疗呼吸道疾病，如小儿麻疹、百日咳、支气管肺炎等，在幼年时期积极防治麻疹、百日咳、支气管肺炎等疾病，并做好传染病的预防接种工作，以防止支气管腔受损而发展成为支气管扩张。

◆ 增强体质，提高抗病能力，坚持参加适当体育锻炼，如跑步、散步、打太极拳等，有助于预防本病的发作。

◆ 预防感冒，积极根治鼻炎、咽喉炎、慢性扁桃腺炎等上呼吸道感染，对防治本病有重要意义。

自养

★ 支气管扩张的治疗

保持呼吸道通畅

▲ 给祛痰剂可使痰液稀薄，便于排出，可用糜蛋白酶雾化吸入。

▲ 部分患者由于支气管反应性增高或炎症刺激，可出现支气管痉挛，影响痰液排出。在不咯血的情况下，可给支气管扩张剂。

▲ 对有较多分泌物的患者，每天进行数次体位引流和胸部叩击有助于排出黏液，对支气管扩张的治疗具有显要价值。将感染的肺部置于高位，并配合雾化吸入。引流时应注意将痰液逐渐咳出，以防发生痰量过多涌出发生窒息，还应注意避免过分增加患者呼吸和循环生理负担而发生意外。

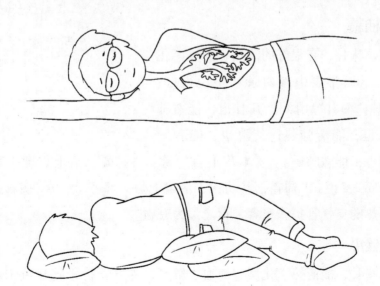

控制感染

急性感染发作期，应积极应用抗生素以控制感染。应尽量根据细菌培养及药物敏感试验结果选用抗生素。抗生素治疗时间须1~3周，以便达到理想效果。慢性支气管扩张患者主要应加强引流排痰，预防感冒，必要时辅以适当的抗菌药物。

支持疗法

包括加强营养，纠正脱水和贫血，缺氧患者给予氧疗，戒烟等。

手术治疗

病变部位肺不张长期不愈；病变部位不超过一叶或一侧肺组织者；反复感染药物治疗不易控制者。年龄40岁以下，全身情况良好，可考虑根据病变范围做肺段或肺叶切除术。在手术前必须明确出血的部位。若病变较轻，且症状不明显，或病变较广泛累及两侧肺，并有呼吸功能严重损害的患者，则不宜手术治疗。

★ 支气管扩张的养生食疗

支气管扩张患者，适宜服食以下食品。

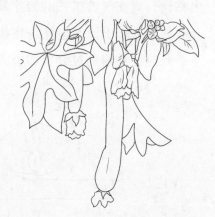

柿霜

性凉，味甘，有很好的清热、润燥、化痰作用。《医学衷中参西录》中说得好："柿霜入肺，而甘凉滑润。其甘也，能益肺气；其凉也，能清肺热；其滑也，能利肺痰；其润也，能滋肺燥。"《本草汇言》称："柿霜，清上焦虚火之药也。"《本草经疏》又说："柿霜，其功长于清肃上焦火邪。"所以，病属痰热蕴肺或肺中燥热的支气管扩张患者，食之最为有益。

丝瓜

性凉味甘，能清热、化痰、凉血、解毒，支气管扩张咳吐黄脓痰或咯血者，宜常食之，颇有裨益。

🌊 冬瓜

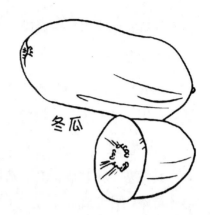

冬瓜

性凉食品，能消痰、清热、解毒。《本草衍义》中说它"润肺消痰热，止咳嗽"。《日华子本草》也认为冬瓜能"治胸膈热，清热毒"。所以，肺经痰热，咳吐黄脓稠痰者宜多食之。

🌊 豆腐

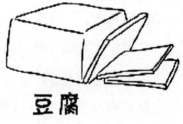

豆腐

性凉，味甘，有生津润燥、清热解毒的作用。《医林纂要》中还说它能"清肺热，止咳，消痰。"支气管扩张患者宜常用豆腐凉拌服食。

🌊 慈姑

明代大药学家李时珍认为慈姑"苦甘，微寒"。《滇南本草》还说它能"止咳嗽，痰中带血或咳血"，并介绍治肺虚咳血用生慈姑数枚，捣烂后同蜂蜜、米泔拌匀，饭上蒸熟，趁热服食的方法。支气管扩张咯血者亦宜。

🌊 芦根

其性寒，味甘，具有清肺热之功效。

🌊 藕节

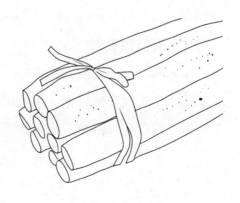

具有止血之功效。《本草纲目》云："能止咳血。"也能止吐血，支气管扩张咯血者宜用藕节5~10个煎水喝。

🌊 山药

具有补肺润肺、化痰之功效，可作

为支气管扩张患者常食蔬菜，煨汤做菜均宜。

燕窝

具有养肺阴、润肺燥之功效。支气管扩张患者出现阴虚燥咳咯血者最为适宜食用。或煮粥，或烧汤，或加冰糖蒸食均可。

紫菜

其性寒，味甘咸，具有清肺热、化脓痰之功效，故对支气管扩张患者中咳吐黄脓痰者尤宜。

荷叶

具有止咳血之功效，适宜支气管扩张患者咳嗽咯血者煎水代茶饮，或用干荷叶研为末，每日 3 次，每次 5~6 克，米汤送服。

此外，还宜吃青菜、荠菜、菊花脑、梨子、银花等清热性凉食物。

百合枇杷膏

新鲜百合 300 克，枇杷 100 克（去皮、核），蜂蜜 30 克。百合洗净与枇杷、蜂蜜同置锅内加水拌匀，用文火焖酥，然后用微火炒至不粘手为度，取出冷却。每日 2 次，每次 2 食匙，开水冲服。本方适用于支气管扩张咳嗽、咯血鲜红、口干咽燥者。

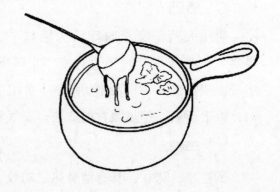

银耳鲜藕粥

银耳 50 克，鲜藕 500 克（去节），糯米 50 克。藕洗净后绞取其汁，银耳和糯米加水如常法煮粥，粥将稠时加入藕汁，至熟时加入冰糖适量。此方适用于支气管扩张咯血、干咳少痰者。

虎荞汤

虎杖 250 克，金荞麦 100 克，猪肺 1 具。将上药加水炖后去药渣，服汤和肺脏，每日 2~3 次，每剂服 3 天。如无猪肺可用猪五花肉代替。为巩固疗效，可将虎杖 200 克，金荞麦 900 克，水煎服 2~4 周。本方主要用于支气管扩张咯血，一般服 2~3 剂可止血。急性发作时，宜配合抗生素抗感染。

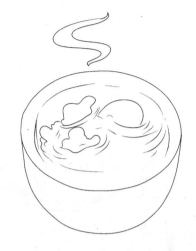

川贝杏仁粥

川贝 10 克，杏仁 10 克，百合 20 克，大米 100 克，蜂蜜 30 克，梨 3 个。将川贝、杏仁、百合捣碎，梨捣烂挤汁，共放于锅内，和米一起加水煮粥，粥将熟时。加入蜂蜜，再煮片刻，空腹服用。每日 1 次，10 天为一疗程。常用，可清肺化痰，益气生津，扶正强身。

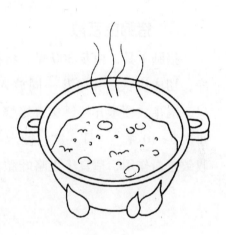

猪肺薏米粥

猪肺 1 叶，生薏苡仁、粳米各 50 克。将猪肺洗净切成条状，加生薏苡仁、粳米，水煮成粥，再加蜂蜜适量，早晨代早餐食，每日 1 次，7 天为一疗程。常服，有清肺化痰，扶正祛邪之功。

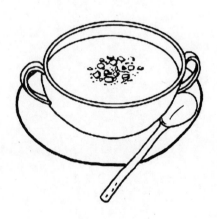

白鸭煨虫草

白鸭 1 只，冬虫夏草 100 克。宰杀白鸭，去内脏及毛，洗净。冬虫夏草包在纱布里，用线扎好，放入鸭腹中，加水爆煮，

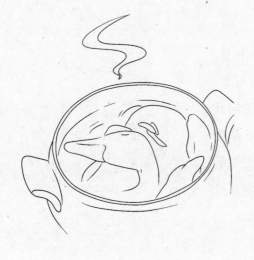

至肉烂为度，放盐少许。食肉饮汤，分 4~6 次 3 天内服完。5 只鸭为一疗程。常用，有滋肺益肾，宁嗽化痰的功效。

阿胶粳米粥

阿胶 30 克，粳米 100 克，红糖适量。将粳米加水煮粥，粥将熟时，放入捣碎的阿胶，文火炖煮，边煮边搅，稍煮 3~4 沸，加入红糖调味，空腹食，每日 1 次，半个月为一疗程。常用，对支气管扩张症之咯血，颇为有效。

猪肺白芨散

猪肺 1 具，白芨 300 克。将猪肺洗净，切成块状，和白芨一同放入锅内，另取一只稍小的铁锅盖紧，以泥封口，锅顶放粳米几粒，文火焙烧至米黄为度，取出猪肺及白芨冷却后研末，每次 5~10 克，一日 3 次，粳米汤送服。用于支气管扩张咯血者，有良好的收敛止血作用，适宜于无咯吐脓臭腥味疾患者。

肺 脓 肿

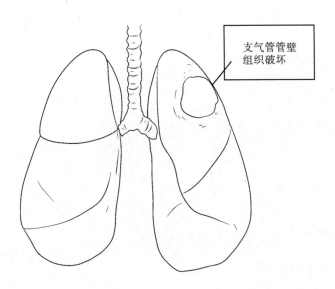

支气管管壁
组织破坏

肺脓肿是由于多种病原菌引起的肺部化脓性感染，早期为肺组织的感染性炎症，继而坏死、液化、外周有肉芽组织包围形成脓肿。

自查

★ 肺脓肿的病因

肺脓肿发生的因素为细菌感染、支气管堵塞，加上全身抵抗力降低。原发性脓肿是因为吸入致病菌或肺炎引起，继发性脓肿是在已有病变（如梗阻）的基础上，由肺外播散、支气管扩张和（或）免疫抑制状态引起。常见致病因素如下。

🐟 吸入口咽部细菌

▲牙、牙周感染：神志不清、滥用乙醇或镇静药、癫痫、头部外伤、脑血管意外、糖尿病昏迷以及其他疾病所致的衰竭导致咳嗽反射消失误吸。

▲吞咽紊乱：食管良性或恶性狭窄、延髓麻痹、贲门失弛缓症、咽囊存在导致误吸。

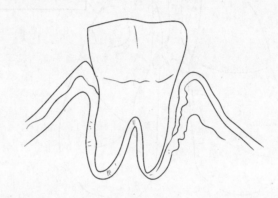

◆ 各种细菌混合感染引起坏死性肺炎。

◆ 远处血行播散，如尿道感染、腹部盆腔脓肿、左心心内膜炎、身上各种插管所致感染、感染性血栓性脉管炎。

◆ 原有的肺病变，如支气管扩张、支气管堵塞（肿瘤、异物、先天异常）。

◆ 原发或继发免疫缺陷能引起肺脓肿的细菌很多，且多为混合感染，一般与上呼吸道、口腔常存细菌一致，包括需氧、兼性厌氧和厌氧细菌，如肺炎球菌、金黄色葡萄球菌、溶血性链球菌、变形杆菌、克雷伯杆菌、大肠杆菌、铜绿假单胞菌、变形杆菌等；厌氧菌有核粒梭形杆菌等。近年来由于培养技术的进步，发现吸入性厌氧菌感染率可高达90%。

★ 肺脓肿的临床表现

◆ 肺脓肿大多急性、亚急性起病，开始畏寒、高热、咳嗽、咳黏液痰或黏液脓痰。如炎症波及胸膜，有胸痛。

◆ 病变范围广的，中毒症状重，呈全身衰弱，有气短、心跳快、出汗、食欲缺乏。

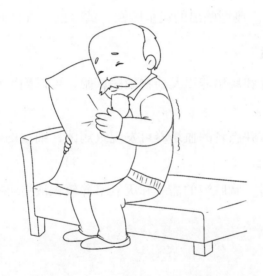

◆ 1~2周后脓肿破入支气管，突然咳出大量脓痰，1天可多达数百毫升，因有厌氧菌感染，痰有臭味，静置后分为3层，由上而下为泡沫、黏液及脓渣。

◆ 脓排出后，全身症状好转，体温下降，如能及时应用有效抗生素，则病变可在数周内渐好转，体温趋于正常，痰量减少，一般情况恢复正常。如治疗不及时、不彻底，用药不合适、不充分，身体抵抗力低，病变可渐转为慢性。

◆ 有的破向胸腔形成脓气胸或支气管胸膜瘘。此时症状时轻时重，主要是咳嗽、咳脓痰，不少有咯血，从痰带血至大咯血，间断发热及胸痛等。

◆ 因长期慢性中毒及消耗，不少患者出现消瘦、贫血。个别有脑、肝、肾转移脓肿。慢性脓肿常有不规则治疗史，病变稳定时情况稍好转。

★ 肺脓肿的诊断

血常规

白细胞总数达（20～30）×10^9/L，中性粒细胞在90%以上，核明显左移，常有毒性颗粒。典型咳出的痰呈脓性、黄绿色，可夹血，留置分层。

痰液检查

▲ 通过痰涂片和痰培养以及药物敏感试验，可以确定病原菌，并有助于临床抗生素的选择。

▲ 血源性肺脓肿患者的血培养可发现致病菌，细菌的药物敏感试验有助于选择有效抗生素。

▲ 并发脓胸时，胸腔液的需氧和厌氧培养较积液更可靠。

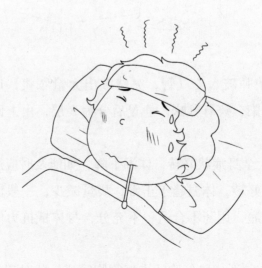

胸部 X 线检查

▲ 吸入性肺脓肿早期为化脓性炎症阶段,其典型的 X 线征象为大片浓密模糊浸润阴影,边缘不清,或为团片状浓密阴影,分布在一个或整个肺段。脓肿形成后,脓液经支气管排出,脓肿出现圆形透亮区及液平面,其四周被浓密炎症浸润所环绕。吸收恢复期、经脓液引流和抗生素治疗后,肺脓肿周围炎症先吸收,逐渐缩小至脓腔消失,最后仅残留纤维条索阴影。慢性肺脓肿脓腔壁增厚,内壁不规则,有时呈多房性,周围有纤维组织增生及邻近胸膜增厚,肺叶收缩。纵隔可向患侧移位。

▲ 血源性肺脓肿,病灶分布在一侧或两侧,呈散在局限炎症块,或边缘整齐的球形病灶,中央有小脓腔和液平面。炎症吸收后,亦可能有局灶性纤维化或小气囊后遗阴影。

▲ 并发脓胸时,患侧胸部呈大片浓密阴影;若伴发气胸则可见到液平面。

▲ 侧位 X 线检查可明确肺脓肿的部位及范围大小,有助于作体位引流和外科手术治疗。

胸部 CT 检查

扫描多呈类圆形的厚壁脓腔,脓腔内可有液平面出现,脓腔内壁常表现为不规则状,周围有模糊炎性阴影。

支气管造影术

通常用于慢性肺脓肿疑有并发支气管扩张者。

纤维支气管镜检查

有助于发现病因和及时治疗。

温馨提示：需与肺脓肿鉴别的疾病有哪些?

◆ 细菌性肺炎

急性肺脓肿初期症状及 X 线表现常与细菌性肺炎相似，主要鉴别点：常见肺炎多呈稽留热，易有铁锈样痰，X 线多为段叶性肺实变影，病程较短。而肺脓肿常呈弛张热、大量脓臭痰，X 线易见空腔和液平，病程长，脓肿吸收多在8周以上。

◆ 肺结核空洞

好发部位有时与肺脓肿相似，尤当继发感染时也有毒血症状和较多脓痰，易误诊为肺脓肿，其不同点有结核病起病缓慢，且有结核中毒症状，痰较少无臭味，易有咯血，X 线所见空洞多无液平，其周围常有结核卫星病灶，反复查痰可见出结核杆菌。

◆ 支气管肺癌

较大癌肿图中心坏死液化可形成癌性空洞，或癌肿阻塞支气管其远端可发生肺脓肿，均需与原发吸入性肺脓肿相鉴别。不同点为肺癌无明显毒血症状；X 线所见空洞呈偏心，无液平，洞内凹凸不平，周边有分叶、脐凹征和细毛刺征、周围炎症不明显均为肺癌的特征；纤维支气管镜及病理细胞学检查可确诊。

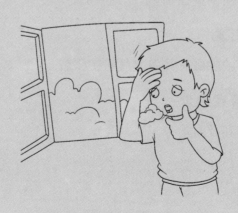

◆ 支气管肺囊肿

当继发感染时可出现发热、大量脓痰和病灶内液平易误诊为肺脓肿。但感染中毒症状及病灶周围炎症反应较轻。感染控制后可显露出边缘光滑的薄壁囊腔特征，若有既往胸片对照则更易鉴别。

自防

★ 肺脓肿的预防

◆ 对肺脓肿患者避免吸入有毒浓烟、有害粉尘等，具有降低肺脓肿严重程度的作用。

◆ 应重视口腔、上呼吸道慢性感染的预防与治疗，以杜绝污染分泌物误吸入下呼吸道的机会。

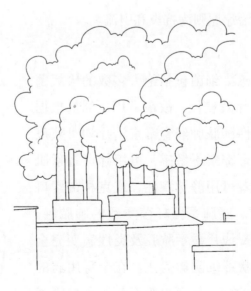

◆ 对口腔和胸腹手术病例，要认真细致做好术前准备，术中注意麻醉深度，及时清除口腔、呼吸道血块和分泌物，加强术后口腔呼吸道护理，如慎用镇静、镇痛镇咳药物，重视呼吸道湿化、稀释分泌物、鼓励患者咳嗽，保持呼吸道的引流通畅，从而有效地防止呼吸道吸入性感染。

◆ 积极治疗皮肤痈、疖或肺外化脓性病灶，不挤压痈、疖，可以防止血源性肺脓肿的发病。

◆ 积极治疗呼吸道感染，如鼻窦炎、扁桃体炎等，尤其是高度重视幼年时期的麻疹、百日咳、支气管肺炎以及肺结核等的防治，对预防肺脓肿的发生具有重要意义。

自养

★ 肺脓肿的治疗

对上呼吸道、口腔的感染灶必须加以根治。口腔手术时，应将分泌物尽量吸出。昏迷或全身麻醉患者，应加强护理，预防肺部感染。早期治疗是根治肺脓肿的关键。治疗原则为抗炎和引流。

抗生素

急性肺脓肿的感染细菌包括绝大多数的厌氧菌都对青霉素敏感，疗效较佳，故最常用。剂量根据病情来定，一般急性肺脓肿经青霉素治疗均可获痊愈。脆性类杆菌对青霉素不敏感，可用林可霉素肌内注射；病情严重者可用静脉滴注，或克林霉素口服，或甲硝唑口服。嗜肺军团杆菌所致的肺脓肿，红霉素治疗有效。X线片显示脓腔及炎性病变完全消散，仅残留条索状纤维阴影为止。在全身用药的基础上，加用局部治疗，如环甲膜穿刺、鼻导管气

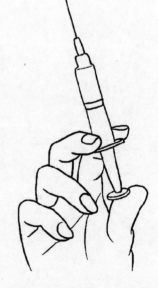

管内或纤维支气管镜滴药，常用青霉素，滴药后按脓肿部位采取适当体位，静卧 1 小时。

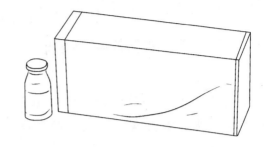

血源性肺脓肿为脓毒血症的并发症，应按脓毒血症治疗。

痰液引流

祛痰药口服，可使痰液易咳出。

痰浓稠者，可用呼吸道湿化如蒸气吸入、超声雾化吸入等以利痰液的引流。患者一般情况较好，发热不高者，体位引流可助脓液的排出。使脓肿部位处于高位，在患部轻拍，2~3 次/天，每次 10~15 分钟。有明显痰液阻塞征象，可经纤维支气管镜冲洗并吸引。

外科治疗

支气管阻塞疑为支气管癌者；慢性肺脓肿经内科治疗 3 个月，脓腔仍不缩小，感染不能控制；或并发支气管扩张、脓胸、支气管胸膜瘘；大咯血危及生命时，需做外科治疗。

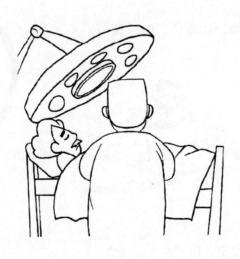

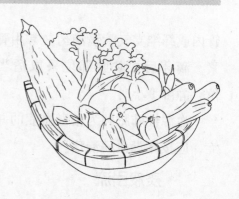

★ 肺脓肿的饮食与禁忌

◆ 宜饮食清淡，多食新鲜蔬菜、豆类、水果，如菠菜、青菜、茼蒿菜、萝卜、黄豆、豆腐、橘子、枇杷、梨子、核桃等。

◆ 宜常食猪肺汤、薏米粥、芦根或茅根茶，具有以形养形，排脓、清热作用。

◆ 忌食一切辛辣刺激食物，如葱、蒜、韭菜、辣椒、姜。

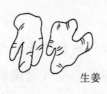

生姜

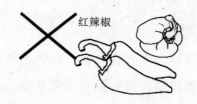

红辣椒

◆ 忌烟、酒。

◆ 忌海鲜等发物，如海鱼、虾、蟹等。

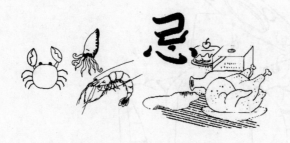

忌

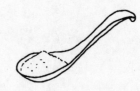

每日含盐量不超过 6 克

◆ 忌油腻燥热食物，以免生痰动火。

◆ 忌过咸食品。

★ 肺脓肿的防复发

◆ 增强机体抵抗力，在上呼吸道或下呼吸道感染时及早治疗。注意口腔卫生。凡因各种病因导致神志异常，如意识蒙眬或昏迷患者，应防止胃内容物误吸入气管。

◆ 要注意让患者安静卧床休息，观察体温、脉搏变化，咳嗽情况，咳痰难易，痰的性状，并做好记录，要注意室内温度及湿度的调节，要注意指导患者体位引流。

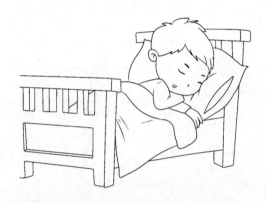

◆ 要警惕患者大咯血，准备支气管镜，以便呼吸道被咯血阻塞时及时进行插管抽吸血液，防止窒息。

◆ 给予高热量、易消化的半流饮食，少油腻，忌辛辣食品，多吃水果等。

阻塞性肺气肿

　　阻塞性肺气肿是指终末细支气管远端的肺组织弹性下降，容积扩大，含气量增多的一种病理状态。严重的肺气肿可因通气和换气功能障碍导致低氧血症及高碳酸血症，进而发展为肺源性心脏病，最后出现呼吸衰竭和心力衰竭。阻塞性肺气肿常为气管炎、慢性支气管炎的并发症，是一种严重影响劳动人民健康的常见病、多发病，及时诊断、及时治疗，可延缓发生肺动脉高压及肺源性心脏病。

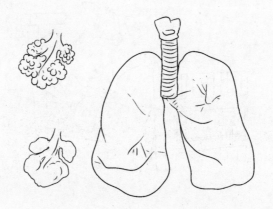

自查

★ 慢性阻塞性肺气肿的病因

　　最常见的病因是慢性支气管炎，其次为支气管哮喘、支气管扩张、尘肺、肺纤维化。吸烟、空气污染、感染引起慢性支气管炎的因素均可引起肺气肿。现简述如下：

吸烟

现今公认吸烟为慢性阻塞性肺气肿发病的重要因素，吸烟损伤气道上皮细胞，使支气管上皮纤毛变短，不规则，运动发生障碍，削弱巨噬细胞的吞噬功能，同时支气管黏膜充血水肿、黏液分泌增多，易继发感染。长期吸烟又能引起支气管痉挛，增加气流受限。研究表明，慢性阻塞性肺气肿的发病率与患者的烟龄、吸烟量明显相关。

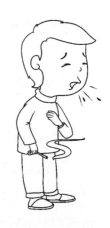

大气污染

有害气体如二氧化硫、二氧化氮、氯气及臭氧等对气道黏膜上皮有刺激和细胞毒作用。其他粉尘如二氧化硅、煤尘、棉屑以及油烟也刺激支气管黏膜，降低肺清除功能，增加了细菌入侵的可能性。

感染

呼吸道感染是慢性阻塞性肺气肿重要的致病因素。据国内外研究，肺炎链球菌和流感嗜血杆菌可能是慢性阻塞性肺气肿急性发作的最主要的病原菌。病毒、肺炎衣原体和支原体可能参与慢性阻塞性肺气肿发病。细菌感染常继发于病毒或支原体感染引起的气道上皮受损。

职业粉尘和化学物质

烟雾、过敏原或有机粉尘等增加了气道高反应性，接触时间过长或浓度过大，易产生慢性阻塞性肺气肿，尤其是合并吸烟或支气管哮喘。

遗传因素

最常见是 α_1-抗胰蛋白酶的缺乏。蛋白酶和抗蛋白酶的平衡是维持肺组织正常组织结构的重要因素，两者之间的失衡可导致组织结构破坏而产生肺气肿。

其他

气候变化、自主神经功能失调、营养以及老年人肾上腺皮质功能减退，细胞免疫功能受损等因素也可能参与了慢性阻塞性肺气肿的发病。

★ 慢性阻塞性肺气肿的临床表现

早期可仅有慢性支气管炎症状而被忽略，随病情进展表现日趋明显。

呼吸困难

早期仅在劳动时出现，以后逐渐加重，轻度活动，出现明显的呼吸困难，感染时呼吸困难加重。

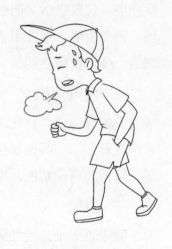

咳嗽、咳痰

由慢性支气管炎引起的肺气肿，咳嗽、咳痰已有多年历史，肺气肿形成后，咳声低沉无力，痰量增加，反复咳脓痰。遗传性 α_1-AT 缺乏症肺气肿患者，发病年龄较早，主要症状是气短，早期无咳嗽、咳痰症状。

全身症状

患者疲乏无力，食欲下降，体重减轻，重症有发绀、头痛及意识障碍。

体征

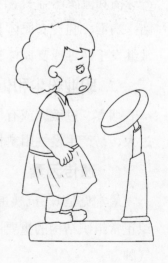

早期体征不明显。随疾病进展，出现严重肺气肿，患者的胸廓前后径增大，呈桶状，剑突下胸骨下角增宽，部分患者呼吸浅快，辅助呼吸肌参与呼吸运动。呼吸困难加重常呈前倾位。触觉语颤减弱。肺部叩诊呈过清音，心浊音界缩小或消失，肺下界和肝浊音界下降。呼吸音和听觉语音减低，呼气延长，部分患者双肺可闻及干湿啰音。

★ 慢性阻塞性肺气肿的分类

肺气肿型（PP 型或 A 型）

临床表现为呼吸困难明显，咳嗽、咳痰较轻，PaO_2 稍低，$PaCO_2$ 一般正常或稍低。胸片心影小，多见于年老瘦弱者。

支气管炎型（BB 型或 B 型）

又称发绀臃肿型，支气管病变较重，黏膜肿胀，黏液腺增生，肺气肿病变轻微。体检肥胖、发绀、颈静脉怒张、下肢水肿，两肺底闻及啰音。胸部 X 线片检查肺充血，肺纹理增粗，心影增大，未见明显肺气肿征。肺功能测验通气功能明显损害，气体分布不匀，功能残气及肺总量增加，弥散功能正常，PaO_2 降低，$PaCO_2$ 升高，血细胞比容（红细胞压积）增高，易发展为呼吸衰竭和（或）右心充血性心力衰竭。

混合型

兼有上述两型特点。

自防

★ 阻塞性肺气肿的预防

◆ 宣传吸烟有害健康，已吸烟者应立即戒烟。

◆ 避免有害粉尘、烟雾或气体的吸入，

工厂、矿山应做好粉尘和有害气体的处理，如采用湿式作业，密闭尘源，加强通风和个人防护。

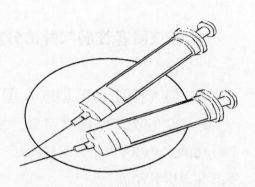

◆ 预防呼吸道感染，包括病毒、支原体或细菌感染。

◆ 可定期注射流感疫苗，肺炎球菌疫苗等对于易感者预防具有一定的意义。

◆ 对慢性支气管炎患者定期监测肺通气功能，及早发现气流受限发生情况，并采取相应的防治措施。

◆ 提高患者的生活水平，增加营养，加强卫生健康教育，改善工作环境与条件，养成良好的卫生习惯等，对本病的防治均具有重要的意义。

◆ 避免受凉感冒及情绪刺激，忌烟酒油腻饮食及接触刺激性气体，可常用红枣、山药、百合、核桃仁煮粥食用。

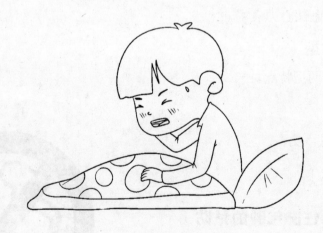

自养

★ 慢性阻塞性肺气肿的治疗

本病的治疗目的是延缓疾病的进展；控制各种并发症；解除患者常伴有的精神焦虑和抑郁；发挥机体代偿作用，改善肺功能，提高生活质量。

◆ 避免吸烟和气道刺激物、麻醉剂、镇静剂，以及非危急手术或所有加重本病的因素。

◆ 控制呼吸道感染，解除气道阻塞中的可逆因素。

◆ 氧疗适用于安静时 PaO_2 低于 7.3~8kPa（55~60mmHg）和运动后出现严重低氧血症（PaO_2 小于 5.33kPa）患者，一般采用鼻导管吸氧，流量每分钟1~3L，持续性吸氧，或每日 15 小时以上的长期氧疗。使 PaO_2 提高到 8~10.66kPa（60~80mmHg）水平。

◆ 运动和呼吸肌功能锻炼。呼吸操、散步、腹式呼吸和缩唇呼气等。

◆ 改善营养状态，提高机体免疫功能，改善症状和运动耐力。

◆ 必要时请精神科医生协助解决焦虑、抑郁等精神障碍。

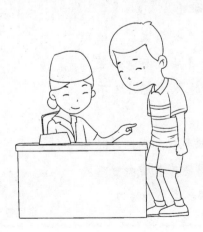

温馨提示：腹式呼吸和缩唇呼气训练方法

◆ **腹式呼吸训练方法**

▲ 患者取卧位或半卧位时应使膝半屈，立位时上半身可略向前倾，使腹肌放松，舒缩自如。

▲ 开始训练时，以半卧位最适宜。尽量放松全身肌肉，特别是辅助呼吸肌，安定情绪，平静呼吸。

▲ 呼吸训练用鼻吸气，经口缩唇呼气，要缓慢均匀呼吸，切勿用力呼气。吸气时腹肌放松，腹部鼓起，呼气时腹肌收缩，腹部下陷。

▲ 开始训练时，患者可将一手放在腹部，另一手放在前胸，以感知胸、腹起伏，呼吸时应使胸廓保持最小的活动度，腹部可用于适当加压，以增加呼吸时膈肌的活动度，练习数次后，可做稍事休息，两手交换位置后继续进行训练。

▲ 每日训练2次，每次10~15分钟，熟练后可增加训练次数和时间，并可采用各种体位随时进行练习。

◆ **缩唇呼气训练方法**

▲ 呼气时将嘴唇缩成吹笛状，气体经缩窄的嘴唇缓慢呼出称为缩唇呼气，其作用是借以提高支气管内压，防止呼气时小气道过早关闭，以利肺泡气排出。

▲ 缩唇大小程度要合适，以使距离患者口唇15~20cm处，与口唇等高点水平的蜡烛火焰随气流倾斜又不致熄火为宜。

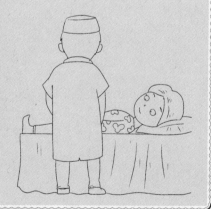

总之，患者掌握腹式呼吸，并将缩唇呼吸融入其中，便能有效增加呼吸运动的力量和效率，调动通气的潜力。

★ 阻塞性肺气肿的养生食疗

阻塞性肺气肿是呼吸系统的常见病，患病后除保持心理平衡、必须戒烟、预防感冒、适当锻炼、适当用药、家庭氧疗外，还可采取以下食疗方法。

🍸 石竹杏仁绿豆粥

生石膏40克，鲜竹叶15克，苦杏仁15克，绿豆50克，桔梗10克，陈皮20克，白糖适量，粳米150克。将生石膏加适量水，先煎30分钟后，加入鲜竹叶、苦杏仁、桔梗、陈皮煎煮，煮开后换小火煎煮，约30分钟后，过滤去渣取汁备用。粳米洗净，与绿豆一同置锅中，加入适量清水，置武火烧沸后，再改用文火煎煮，至粥熟后，倒入药汁与白糖，稍煮片刻，即可温热服食。每日1剂，分3次食完。连食3~5日。

🍸 桂花核桃冻

鲜桂花15克，核桃仁250克，奶油100克，白糖适量。将核桃仁加水磨成浆汁，锅内加水适量，烧沸，再加白糖搅匀，然后把核桃仁浆汁、白糖汁混合拌匀，放入奶油和匀后置武火上烧沸，出锅入盒中，待冷后放入冰箱内冻结。

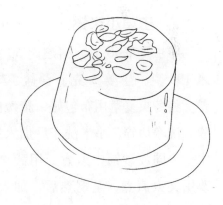

🍸 无花果汁

无花果若干，冰糖适量，将无花果捣碎，取汁去渣，每次取约50毫升，加入冰糖，用开水冲服，1日1次，或分2次冲服。

🍸 南瓜蜂蜜糖

南瓜1000克，蜂蜜100克，冰糖50克。将南瓜顶部开口，挖去一部分瓢，蜂蜜和冰糖装入，再将开口盖好，蒸至熟烂。早晚吃，连吃 7 天。

🍵 茶叶鸡蛋

绿茶约 15 克，鸡蛋 2 枚。将绿茶与鸡蛋一起加水约 300 毫升，同煮至蛋熟，去壳，再煮至水干。食蛋，不拘时。

🍵 核桃仁补骨汤

核桃仁 30 克，补骨脂 10 克，将核桃仁与补骨脂一起加水约 500 毫升，煮约半小时，取汁，加适量红糖，分 2 次早晚温服。

🍵 杏仁梨

杏仁 6g，梨 1 个。将梨洗净，切下小块，挖去心（种子），把杏仁捣碎装入，再盖上切下的小块，加水煮熟或炖熟，吃梨喝汤，每晚 1 次。

🍵 杏仁糖

苦杏仁与冰糖若干（等量）。将苦杏仁带皮研碎，与冰糖混研制成杏仁糖，早晚各服 3~6 克，10 天为 1 疗程。主治肺气肿及慢性气管炎。

🍵 虫草小米粥

冬虫夏草 l0 克，猪瘦肉 50 克，小米 100 克，生姜 5 克，食盐、味精适量。将冬虫夏草用布包好，猪瘦肉去筋膜，洗净切碎，小米洗净后加入适量清水，一同放砂锅中煎煮，用武火烧沸，改用文火煎煮，至粥熟后，加入食盐、味精调味，再稍煮即可食用。每日 1 剂，分 2 次食完。连服 5~7 日。

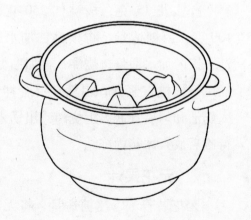

🍵 鱼腥草猪肺汤

鱼腥草 60 克（干品 30 克），猪肺 200 克，食盐、味精各适量。先将猪肺冲洗、沥水切块，再将鱼腥草入砂锅内，加清水适量煎煮，去渣取汁，把药汁与猪肺块入锅，先武火煮沸，再用文火炖猪肺至烂熟时，加入含食盐、味精即可。每日 1 剂，饮汤、食猪肺，亦可佐餐食用。

寸冬贝母粥

寸冬（麦门冬）、贝母各 10克，粳米 50 克，冰糖适量。用粳米、冰糖煮粥，等米开汤未稠时，调入寸冬、贝母粉，改文火稍煮片刻（煮 2~3 沸），粥稠即成。每日早、晚温服。

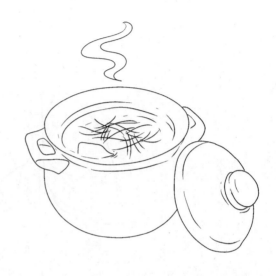

麻黄附子粥

制附子 3 克，干姜 3 克，粳米50 克，葱白 2 茎，红糖少许。将麻黄、附子、干姜研为极细粉末。先用粳米煮粥，等粥煮沸后，加入药末及葱白、红糖同煮为稀饭；或用麻黄、附子、干姜煎汁，去渣后下米、葱、糖一并煮粥。每日 1 剂，分 2 次温热服食。连服 3 天。

狗肉炖附子

狗肉 100 克，熟附子 5 克，生姜 10 克，生抽、盐、米酒、陈皮各适量。将狗肉洗净切块，姜切片。先用锅煮狗肉，熟后加入姜、附子、陈皮、生抽、盐、米酒，加清水适量，炖 2~3 小时，至狗肉烂熟即可。每日 1 剂，分2 次服食，连服 2~3 天。

肺 心 病

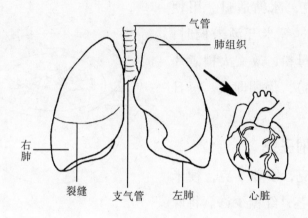

气管

肺组织

右肺

裂缝　支气管　左肺　心脏

　　肺心病是指慢性肺胸疾病或肺血管慢性病变，逐渐引起肺动脉高压，进而造成右心室肥大，最后发生心力衰竭的一类心脏病。患病年龄多在40岁以上，随年龄增长而患病率增高，寒冷地区、高原地区、农村患病率高。其原发病以慢性支气管炎、肺气肿最常见，急性发作以冬春季多见，常因呼吸道感染而诱发肺、心功能不全。

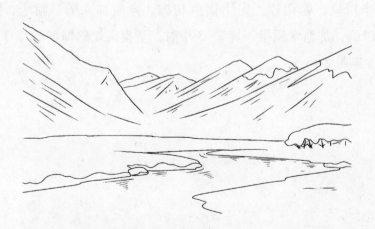

自查

★ 肺心病的病因

肺心病是由慢性肺胸疾病引起的，它的发病是一个缓慢的过程，引起肺心病的原因有很多，主要有以下三类因素：

主要影响支气管和肺组织的病变

这一类是肺心病最主要的病因。其中最常见的是慢性支气管炎，占80%~90%；其次是支气管哮喘和支气管扩张，占 2.9% ~ 8.9%；再次是重症肺结核，占 3.8% ~ 10.9%。其他比较少见的如尘肺、肺脓肿、先天性肺囊肿和慢性弥漫性肺间质纤维化等，也可引起肺心病。

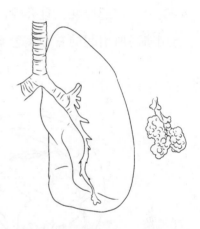

主要影响胸廓运动的疾病

这类较少见，如严重的脊椎后、侧凸和其他病变引起的胸廓或脊椎畸形，包括脊椎结核、类风湿性关节炎、胸膜广泛粘连等。还有胸廓形成术后造成的胸膜广泛纤维化等，都可以引起肺心病。

主要影响肺血管的疾病

这类更为罕见。如原发性肺动脉高压症，累及肺动脉的过敏性肉芽肿病，广泛或反复发生的多发性肺小动脉栓塞等。

★ 肺心病的分类

根据起病缓急和病程长短，可分为急性和慢性两类。临床上以后者多见。

🔆 慢性肺源性心脏病

慢性肺源性心脏病（简称肺心病），是一种常见病、多发病。尤其在寒冷的北方地区较南部地区发病率高、农村较城市高，40岁以上年龄组高于40岁以下年龄组。冬季气候寒冷或感冒流行期间更易引起急性发作。

🔆 急性肺源性心脏病

本病主要由于来自静脉系统或右心的栓子进入肺循环，造成肺动脉主干或其分支广泛栓塞，且并发广泛肺细小动脉痉挛，使肺循环受阻，肺动脉压急剧增高所引起的右心室急剧性扩张和右心衰竭。

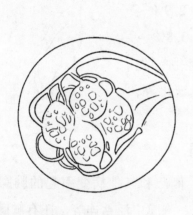
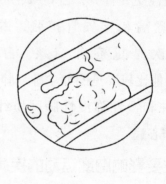

★ 肺心病的临床表现

🔆 呼吸道原发症状

慢性支气管炎和肺气肿是引起肺心病的主要原因。肺心病早期常以咳嗽、咳痰和气短三大症状为主要表现。每逢寒冷季节，病情易出现急性发作，咳嗽加剧，痰量增多并转为黄色。急性发作控制后，转为缓解期，

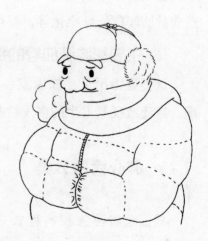

则咳嗽减轻、痰量减少，痰由黄转白、变稀。当病情继续进展，肺气肿程度加重，临床上逐渐出现气短症状，开始仅是活动量大时感到气短，劳动时耐力下降，逐渐发展到日常起居轻微活动就出现气短症状；严重时，甚至在静坐时或平卧时亦感气短。在严重呼吸困难时，患者被迫坐起，称为端坐呼吸。

呼吸衰竭症状

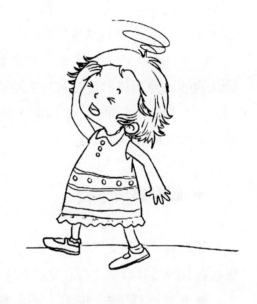

呼吸衰竭主要由严重缺氧及二氧化碳潴留所引起，是肺功能不全的晚期表现。一般来说，肺心病先有缺氧，后有二氧化碳潴留，二者症状常常互相交叉，最后二者合并出现。慢性缺氧症状主要表现为：气短、胸闷、心悸、食欲缺乏和疲乏无力，并有发绀；二氧化碳潴留早期多无症状，但当二氧化碳分压超过60毫米汞柱时，大多先有头胀、头痛、多汗等征象，然后接着出现神经系统症状，往往夜间失眠、白天嗜睡，并有幻觉、神志恍惚等肺性脑病前驱症状。

心力衰竭症状

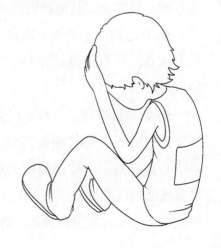

主要表现为右心衰竭症状，早期表现为咳嗽、气短、心悸、下肢踝部轻度水肿。当右心衰竭加重时，逐渐出现明显呼吸困难、尿少、上腹胀痛以及食欲缺乏、恶心、呕吐等消化道症状；心率持续增快，发绀、肝大以及周身水肿现象亦加重并可见腹水。

🌀 并发症症状

由于缺氧和二氧化碳潴留所致胃肠道黏膜糜烂、坏死和渗血或因较长时间使用激素，诱发溃疡，可引起呕血、便血，肺性脑病的出现，往往是预后不良的征兆。由于严重感染或心力衰竭可出现休克、血压下降。还可缘于弥散性血管内凝血而出现皮肤黏膜出血和其他部位出血。肾功能障碍

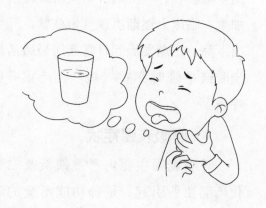

可致原有少尿、水肿进一步加剧。酸碱失衡可致口渴、少尿、神经、消化症状，有的可出现心律紊乱。

★ 肺心病的诊断

肺心病是慢性支气管炎、肺气肿、其他肺胸疾病或肺血管病变引起的心脏病，有肺动脉高压、右心室增大或右心功能不全。

◆ 主要根据病史、体征、心电图、X线，并可参考放射性同位素、超声心动图、心电向量图、肺功能或其他检查判定。

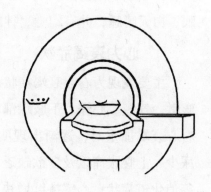

◆ 右心功能不全主要表现为颈静脉怒张、肝大压痛、肝颈反流征阳性、下肢水肿及静脉压增高等。

◆ 肺动脉高压、右心室增大的诊断依据：体征，剑突下出现收缩期搏动，肺动脉瓣区第二心音亢进，三尖瓣区心音较心尖部明显增强或出现收缩期杂音；X线、心电图、超声心动图、心电向量图等检查，均有助于诊断。放射性核素，肺灌注扫描肺上部血流增加、下部减少，即表

示可能有肺动脉高压。

★ 肺心病的并发症

🌱 肺性脑病

是由于呼吸功能衰竭所致缺氧、二氧化碳潴留而引起精神障碍、神经系统症状的一种综合征。是肺心病死亡的首要原因，应积极防治。

🌱 酸碱失衡及电解质紊乱

慢性肺心病出现呼吸衰竭时，由于缺氧和二氧化碳潴留，当机体发挥最大限度代偿能力仍不能保持体内平衡时，可发生各种不同类型的酸碱失衡及电解质紊乱，使呼吸衰竭、心力衰竭、心律失常的病情更加恶化。

🌱 心律失常

多表现为房性早搏及阵发性室上性心动过速，其中以紊乱性房性心动过速最具特征性。也可有心房扑动及心房颤动。少数病例由于急性严重心肌缺氧，可出现心室颤动以至心跳骤停。

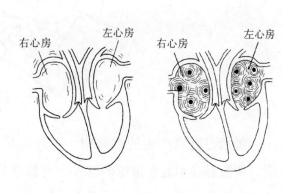

右心房　　左心房　　　右心房　　左心房

🌱 消化道出血

🌱 弥散性血管内凝血（DIC）

自防

★ 肺心病的预防

戒烟

戒烟是最易办到而且有效的预防慢性支气管炎的方法。吸烟时间越长，每日吸烟量越多，慢性支气管炎的患病率也越高。吸烟不但对吸烟者本人有害，而且对周围的人也有害。

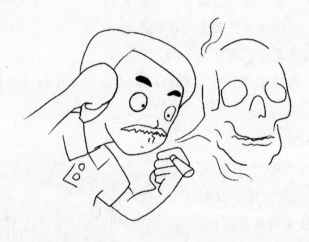

吸烟时燃烧产生的烟雾中，有许多带刺激性的物质，会被吸入到呼吸道，刺激黏膜引起黏液腺的增生，使黏液分泌增多，纤毛运动减弱，甚至纤毛逐渐脱落，像用过很久的牙刷，使其防御功能减弱，微生物易于聚集、繁殖产生感染，引起慢性支气管炎和肺气肿。

防治呼吸道感染

上呼吸道感染可以由病毒、支原体、衣原体和细菌引起。病毒种类很

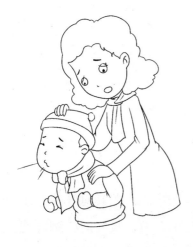

多，其中10余种病毒感染与慢性支气管炎有关。上呼吸道感染中，伤风感冒是最常见的，几乎每个人每年都可患1~2次。

流感病毒、鼻病毒、冠状病毒是引起上呼吸道感染的主要病毒，它们大部分都有"自限性"，即年轻、体壮的人，只要多休息、多饮水，服些针对症状的药物，几天后就可痊愈。

国内疾病调查显示，儿童期发生过下呼吸道感染者，成年后慢性支气管炎的发生率比没有发生过下呼吸道感染者显著增高。因此，预防成人慢性支气管炎，要从儿童时期开始。

防治空气污染

大气污染是慢性支气管炎的重要原因。空气污染包括城市大环境的空气污染、工作场所的空气污染和家庭的空气污染。

工作场所空气污染也称职业性污染，与慢性支气管炎的发病有明显关系。国内调查资料显示，在工厂及矿区生活和工作的职工，慢性支气管炎患病率明显高于一般居民。

家庭中烹饪、取暖的生活炉灶也是空气污染的严重污染源（家庭空气污染程度与燃料种类有关，污染的轻重程度，依次为煤>沼气>液化气>柴草），它产生的烟尘、二氧化硫、氮氧化物等污染物，在室内通气不良的情况下，可较长时间留在室内，危害居民健康。

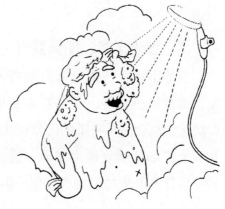

防过敏反应

过敏是引起慢性支气管炎的一个辅助因素。特别在慢性喘息性支气管炎患者中，有过敏病史的人较多。

防止肺部感染

预防感冒，平时用冷水洗脸，夏天用冷水擦身，可增强耐寒能力。在感冒流行季节，用食醋蒸熏消毒房间，对预防感冒有一定的效果。在每年冬季到来之前接种流感疫苗，或者口服泛福舒胶囊（连用 3 个月为 1 个疗程），也可预防呼吸道的反复感染及慢性支气管炎急性发作。

体育锻炼，增强体质

生命在于运动，体育锻炼对人体的各个系统都有好处，尤其对呼吸系统肺功能的锻炼非常有益。运动可以使呼吸肌变得强壮有力，吸气时，胸廓能够充分扩张，使更多的肺泡张开，吸进更多的氧气；呼气时，胸廓能尽量回缩，排出更多的二氧化碳，使肺活量增加。

对于有肺心病倾向的人，如慢阻肺患者，体育运动要循序渐进，可以先从床上活动开始，翻身、变换体位也是一种运动。以后再进行床边活动、散步、爬楼梯、打太极拳、做广播操、慢跑等，患者应根据自己的病情选择力所能及的体育锻炼方式。

每次活动量不宜过大（以不产生气促或其他不适为前提），活动时间不宜过长（15~45 分钟），感觉身体发热、微微出汗、第二天不觉得疲乏为好。出汗及时用干毛巾擦干，并及时更换内衣。关键是要形成规律、养成习惯、持之以恒。

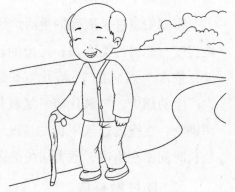

合理饮食，加强营养

营养不良，特别是蛋白质摄入量不足，能量供应不足，维生素 A 和维生素 C 缺乏，都会使呼吸道的防御能力降低，黏膜上皮细胞修复能力减退。这些都会助长慢性肺心病的发生、发展。因此，预防肺心病，饮食营养也很讲究。

自养

★ 肺心病的治疗

🌱 合理用药

不滥用抗生素，病情好转且稳定后应停用抗生素。不应长期服用抗生素，以免出现耐药性或发生其他病菌的感染。

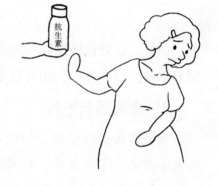

🌱 心理护理

情绪变化可加重病情。老年人生活自理能力差，又长年有病，易产生自卑感，家人一时照顾不周时，往往更加重失落失望的感觉，以至对治疗丧失信心，所以要做好患者的心理疏导，指导患者既要正确对待自己，也要理解别人。另外根据个人爱好，可参加一些文娱活动。保持良好的情绪和乐观的精神状态。树立战胜疾病的信心，有利于疾病向健康方面转化。

🌱 卧床休息

患者应绝对卧床休息，最好取半坐位或前倾坐位，周围用被子垫好。

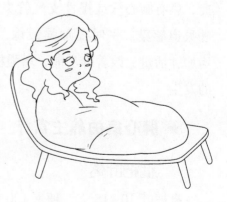

🌱 增强免疫力

可适量注射胎盘球蛋白、转移因子等免疫增强剂。也可用中医扶正固本的方剂，提高机体的免疫功能。

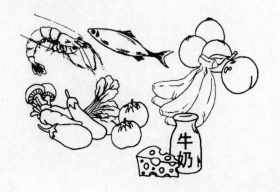

🕿 加强饮食调养

肺心病患者呼吸所消耗的能量要比正常人大 10 倍，同时由于内脏淤血、水肿而使得食欲缺乏。因此，应给肺心病患者多补充含优质蛋白、维生素的食物。

🕿 保持呼吸道通畅

痰咳不出，会加重呼吸道阻塞。因此，必须设法保持呼吸道通畅，蒸气或雾化吸入有利于湿润呼吸道，稀释稠痰，以利咳出，还可以用吸痰器将痰液吸出。

🕿 家庭吸氧治疗

吸氧常常是治疗肺心病的重要手段之一，但是在家中吸氧一定要适度，并采取持续低流量给氧法（1~2 升/分），否则会有适得其反的作用。应该长期、持续、低浓度加温湿化吸氧，一般应持续每天 16 小时以上，持续 4 周。

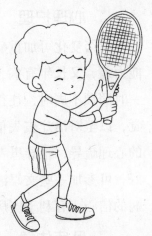

🕿 防止上呼吸道感染

肺心病急性发作多是由上呼吸道感染诱发。因此，患有肺心病或慢性支气管炎的患者，应严防上呼吸道感染。平时要加强锻炼，多进行户外运动，增加肺活量，改善肺功能，增强机体免疫力，同时做好御寒工作，预防感冒的发生。

★ 肺心病的养生食疗

🕿 枇杷叶粥

枇杷叶 10~15 克，粳米 100 克，冰糖适量。将枇杷叶用纱布包好入砂锅内，加水 200 毫升，煎至 100 毫升，去渣入粳米，再加水 600 毫升，煮成稀粥，每日早晚温热服之。

四仁鸡子粥

白果 200 克，甜杏仁 200 克，核桃仁 200 克，花生仁 200 克，鸡蛋数枚，冰糖适量。取白果仁、甜杏仁、核桃仁、花生仁共捣碎，每日清晨取 20 克加水一小碗，煮数沸，打入鸡蛋 1 枚，加冰糖适量，搅匀，每日 1 次服完。

赤小豆蒸鲤鱼

鲤鱼 1 条，赤小豆 30 克，胡椒适量。取活鲤鱼一条，除去鳞和内脏等，将赤小豆、胡椒塞入鲤鱼腹内，放入瓷盆中，上笼蒸熟即可，每日 1 剂，分2 次服用，连用 1~2 周。

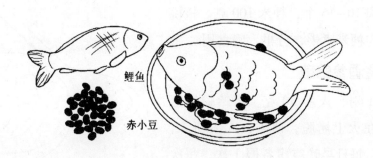

鲤鱼

赤小豆

苏子粥

苏子 10 克，粳米 50~100 克，红糖适量。将苏子捣为泥与粳米、红糖同入砂锅内，加水煮至粥即成。分次服用。

蛤黛芩龙丸

蛤粉 750 克，青黛 150 克，黄芩 200 克，地龙 250 克。将四味药共研为细末，制粒重量 0.5 克，每服 3~6 粒，每日 3 次。

百合杏仁粥

鲜百合 50 克，杏仁 10 克，粳米 50 克。先煮米，后放百合、杏仁，熬成稀粥加糖用，每日 2 次。

🥄 沙参粥

沙参 15~30 克，粳米 50~100 克。先煎沙参，去渣取药汁，入粳米，煮至米熟后加冰糖稍煮为稀粥。早晚温热服，3~5 天为一疗程。

🥄 猪肺三子汤

猪肺半具，诃子 3 克，诃子、五味子捣碎，与葶苈子一并用纱布包好，同置于砂锅内，用小火煎煮，待猪肺熟，去药。每日 1 剂，分 3 次服用。

🥄 椰子汁

鲜椰子汁适量，取适量椰子汁饮用。

🥄 核桃粥

核桃肉 10~15 个，粳米 100 克。核桃肉捣碎，与粳米煮粥，分早、晚食用。

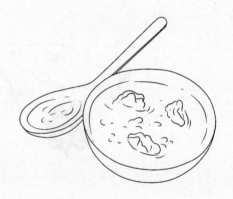

🥄 蜜酒参蛤散

蛤蚧 1 对，人参 30 克。将蛤蚧用蜜酒涂后，在火上烤脆，研末，人参研末，混合均匀。每日早晚空腹各服 1 次，每次 3 克，温水送用。

🥄 参芪胎盘膏

胎盘 1 具，人参 15 克，黄芪 250 克，冰糖 1000 克。将胎盘漂洗干净，和人参、黄芪一同加水适量，浸泡半天。小火煎煮，2 小时后过滤取汁，渣中再加水煎，取汁，渣中再加水煎，取汁。先后取汁 3 次，合并滤液，小火浓缩至 500 毫升左右，放入溶化的冰糖膏，置阴凉干燥处贮存。每次 2 食匙，每日 3 次，空腹温开水冲服。一个月为一疗程。

★ 肺心病的防复发

🌱 保持室内空气流通

早上应打开窗户，以换进新鲜空气。在卧室里烧炭火或煤火，尤其是缺少排气管时，对肺心病患者不利，应尽量避免。

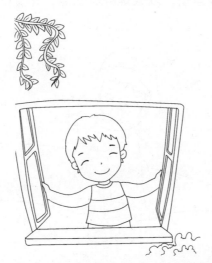

🌱 注意彻底戒烟

肺心病患者注意远离烟草，彻底戒烟，甚至不要和吸烟者一起叙谈、下棋、玩牌等。因被动吸烟对肺心病患者同样有害。同时注意有痰要及时咳出，以保持呼吸道清洁。

🌱 保持生活规律

每天何时起床，何时睡觉，何时进餐，何时排便，何时外出散步，都要有规律。中午最好睡午觉，心情要舒畅，家庭成员要和睦相处。肺心病患者由于长期受疾病折磨，火气难免大些，应尽量克制，不要发脾气。

注意补充营养

肺心病患者多有营养障碍，消瘦者较多，但又往往食欲不好。原则上应少食多餐，还可适当服一些健胃或助消化药，不宜进食太咸的食品。

多参加一些户外活动

专家指出，肺心病患者应该多参加一些户外活动。天气晴朗时，早上可到空气新鲜处，如公园或树林里散散步，做一些力所能及的运动，如打太极拳、气功、做腹式呼吸运动，以锻炼膈肌功能，并要持之以恒。

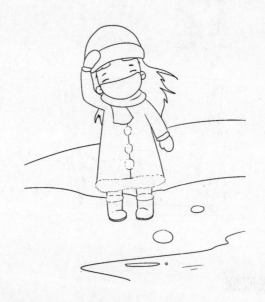

注意防寒保暖

天气变化时，要及时增添衣服，不要着凉，不能让自己有畏寒感，外出时更要注意穿暖。因一旦受凉，支气管黏膜血管收缩，加之肺心病患者免疫功能低下，很容易引起病毒和细菌感染。

肺　炎

　　肺炎是指终末呼吸道、肺泡和肺间质的炎症，可由致病微生物、理化因素、免疫损伤、过敏及药物所致。细菌性肺炎是最常见的肺炎，也是最常见的感染性疾病之一。引起肺炎的病原很复杂，包括细菌、病毒、支原体等多种，其中由肺炎球菌引起的肺炎最为多见。临床表现主要有发热、咳嗽、咳痰、呼吸困难，肺部 X 线可见炎性浸润阴影。

自查

★ 肺炎的病因及分类

　　肺炎是细菌、病毒等致病微生物侵入肺脏引起的炎症，引起肺炎的病因有多种，多由病原体引起，如细菌、病毒、真菌、寄生虫等，其他如放射线、化学、过敏因素等亦能引起肺炎。其中以病原体引起的肺炎多见。

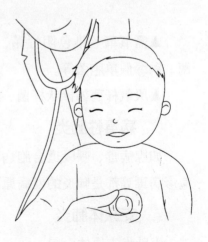

　　免疫防御机制如对吸入气体的过滤和湿化、会厌和咳嗽反射、支气管纤毛黏液排泄系统、体液和细胞免疫功能的作用，使气管、支气管和肺泡组织保持无菌状态。免疫功能受损（如受寒、饥饿、疲劳、醉酒、昏迷、毒气吸入、低氧血症、肺水肿、尿毒症、营养不良、病毒感染以及应用糖皮质激

素、人工呼吸道、鼻胃管等）或进入下呼吸道的病原菌毒力较强或数量较多时，则易发生肺炎。

细菌性肺炎

多种细菌均可引起肺炎，其中绝大多数为肺炎球菌，其中以Ⅲ型致病力最强。肺炎球菌为革兰阳性球菌，有荚膜，其致病力是由于高分子多糖体的荚膜对组织的侵袭作用。少数为肺炎杆菌、金黄色葡萄球菌、溶血性链球菌、流感嗜血杆菌等。

▲需氧革兰染色阳性球菌，如肺炎球菌、金黄色葡萄球菌、甲型溶血性链球菌等。

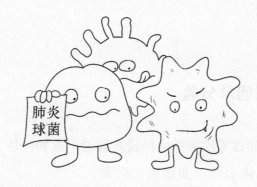

▲需氧革兰染色阴性菌，如肺炎克雷伯杆菌、流感嗜血杆菌、大肠杆菌、铜绿假单胞菌等。

▲厌氧杆菌如棒状杆菌、梭形杆菌等。

病毒性肺炎

如腺病毒、呼吸道合胞病毒、流感病毒、麻疹病毒、巨细胞病毒、单纯疱疹病毒等都是肺炎的发病原因。

支原体肺炎

由肺炎支原体引起。

真菌性肺炎

肺炎的发病原因如白色念珠菌、曲菌、放线菌等。

其他病原体所致肺炎

如立克次体（如Q热立克次体）、衣原体（如鹦鹉热衣原体）、弓形虫（如鼠弓形虫）、真菌（如卡氏肺孢子菌）、寄生虫（如肺包虫、肺吸虫、肺血吸虫）等。机体免疫力低下者（如艾滋病患者）容易伴发肺部卡氏肺孢子菌、军团菌、鸟型分枝杆菌、结核菌、弓形虫等感染。

★ 肺炎的临床表现

多数起病急骤，常有受凉淋雨、劳累、病毒感染等诱因，约1/3患病前有上呼吸道感染。病程7~10天。

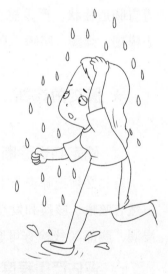

寒战与高热

典型病例以突然寒战起病，继之高热，体温可高达39~40℃，呈稽留热型，常伴有头痛、全身肌肉酸痛，食量减少。抗生素使用后热型可不典型，年老体弱者可仅有低热或不发热。

咳嗽与咳痰

初期为刺激性干咳，继而咳出白色黏液痰或带血丝痰，经1~2天后，可咳出黏液血性痰或铁锈色痰，也可呈脓性痰，进入消散期痰量增多，痰黄而稀薄。

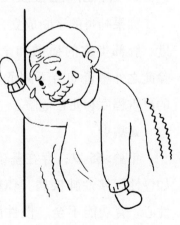

胸痛

多有剧烈侧胸痛，常呈针刺样，随咳嗽或深呼吸而加剧，可放射至肩或腹部。如为下叶肺炎可刺激膈胸膜引起剧烈腹痛，易被误诊为急腹症。

呼吸困难

由于肺实变导致通气不足、胸痛以及毒血症而引起呼吸困难、呼吸快而浅。病情严重时影响气体交换，使动脉血氧饱和度下降而出现发绀。

其他症状

少数有恶心、呕吐、腹胀或腹泻等胃肠道症状。严重感染者可出现神志模糊、烦躁、嗜睡、昏迷等。

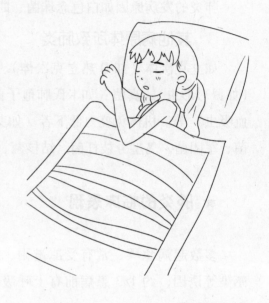

★ 肺炎的诊断

确定肺炎诊断

首先必须把肺炎与上呼吸道感染和下呼吸道感染区别开来。呼吸道感染虽然有咳嗽、咳痰和发热等症状，但各有其特点，上下呼吸道感染无肺实质浸润，胸部 X 线检查可鉴别。其次，必须把肺炎与其他类似肺炎区别开来。

评估严重程度

如果肺炎的诊断成立，评价病情的严重程度、肺部炎症的播散和全身炎症反应程度。除此之外患者如有下列危险因素会增加肺炎的严重程度和死亡危险：

▲病史

年龄>65 岁；存在基础疾病或相关因素，如慢性阻塞性肺疾病（COPD）、糖尿病、慢性心、肾功能不全、慢性肝病、一年内住过

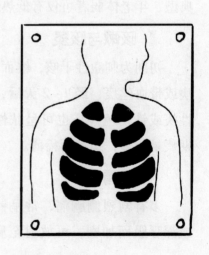

院、疑有误吸、神志异常、脾切除术后状态、长期嗜酒或营养不良。

▲体征

呼吸频率>30 次/分；脉搏≥120 次/分；血压<90/60 毫米汞柱；体温≥40℃或≤35℃；意识障碍；存在肺外感染病灶如脑膜炎，甚至败血症（感染中毒症）。

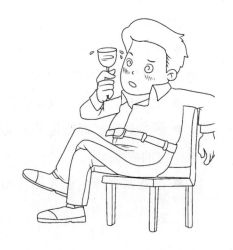

▲实验室检查和影像学异常

白细胞计数>20×10^9/升；呼吸空气时动脉血氧分压（PaO$_2$）>50 毫米汞柱；血肌酐>10^6 微摩尔/升或血尿素氮>7.1 毫摩尔/升；血红蛋白<90 克/升或血细胞比容<0.30；血浆白蛋白<25 克/升；感染中毒症或弥散性血管内凝血的证据，如血培养阳性、代谢性酸中毒、凝血酶原时间和部分激活的凝血活酶时间延长、血小板减少；X 线胸片病变累及一个肺叶以上、出现空洞、病灶迅速扩散或出现胸腔积液。

确定病原体

由于人类上呼吸道黏膜表面及其分泌物含有许多微生物，即所谓的正常菌群，因此，途经口咽部的下呼吸道分泌物或痰极易受到污染，影响致病菌的分离和判断。

自防

★ 肺炎的预防

◆ 肺炎的预防要戒烟，避免吸入粉尘和一切有毒或刺激性气体。这些行为是导致肺炎的重要原因，在日常生活中要注意这些方

面的预防。

◆ 进食或喂食时，注意力要集中，要求患者细嚼慢咽，避免边吃边说，将食物呛吸入肺。

◆ 平时注意防寒保暖，遇有气候变化，随时更换衣着，体虚易感者，可常服玉屏风散之类药物，预防发生外感。

◆ 增加户外活动，以增强孩子的免疫功能，尤其是呼吸道的抗病能力。

◆ 居室通风，即使是冬天也要定时换气，以保持室内空气新鲜，减少致病微生物的浓度。

◆ 多吃富含维生素 A 的食物，能促进呼吸道黏膜的健康。

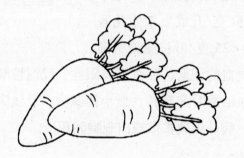

◆ 预防呼吸道传染疾病，冬春季节，尤其是流感流行期间避免带孩子去公共场所。患流感、麻疹等传染病易引发肺炎。

◆ 对于儿童和成人，注射疫苗是一种非常重要的预防方式。在出生第一年注射流感嗜血杆菌和肺炎链球菌疫苗能很大程度上降低这些细菌引起儿童得肺炎的危险性。注射肺炎链球菌疫苗的人应该每年注射一次流行性感冒疫苗。另外，卫生工作者、家庭护工和孕妇应该接种流行性感冒疫苗。当流行性感冒暴发时，金刚烷胺、金刚乙胺、扎那米韦和奥司他韦等药剂可以帮助预防流行性感冒。

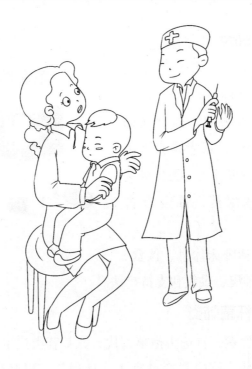

自养

★ 肺炎的治疗

应根据临床表现及实验室检查选用敏感的抗生素。加强营养，维持水电解质平衡，祛痰、降温、吸氧等。以下介绍几种类型肺炎的治疗方法：

肺炎链球菌肺炎

▲ 首选青霉素，如对青霉素过敏，可用喹诺酮类、第三代头孢类，多重耐药菌选用万古霉素。

▲ 抗菌药物治疗的同时应给予各种对症疗法，包括卧床休息、纠正脱水、维持水电平衡等。

▲ 有明显胸痛时可给予少许镇痛剂。有发绀时应给氧。如有腹胀、鼓肠可用肛管排气或胃肠减压，出现并发症应积极处理。

葡萄球菌肺炎

▲ 金黄色葡萄球菌产生的青霉素酶，对青霉素的耐药性高达 90%，所以选用一种能抗青霉素酶的青霉素（如苯唑西林或萘夫西林），或者是头孢菌素（头孢唑啉、头孢呋辛），联合氨基苷类。对甲氧西林耐药，首选万古霉素。

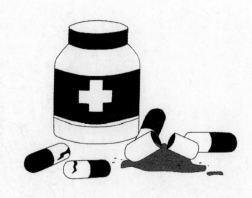

▲ 一般治疗包括卧床休息、饮食、补液、解热、镇咳排痰、供氧和支持疗法。

革兰阴性杆菌肺炎

▲ 及早使用抗生素，首选头孢第三代、氨基苷类抗生素，喹诺酮类药物也有较好的抗菌活性。抗生素剂量宜大、疗程长，以联合用药、静脉滴注为主。

▲ 加强营养，引流痰液。纠正各种代谢紊乱。

肺炎支原体肺炎

首选红霉素、罗红霉素、阿奇霉素，也可选用喹诺酮类左氧氟沙星、加替沙星、莫西沙星。

军团菌肺炎

抗菌药物首选大环内酯类红霉素、罗红霉素、阿奇霉素，也可选用喹诺酮类左氧氟沙星、加替沙星、莫西沙星等。

★ 肺炎的养生食疗

贝母粥

先以粳米 100 克和砂糖适量煮粥，待粥成时，调入川贝母粉末 5~10 克，再煮二、三沸即可，上、下午温热分食。用于咳嗽、咳吐黏痰不爽者。

🍵 百合糖水

百合 60～100 克，加糖适量，水煎，饮食。

🍵 竹沥粥

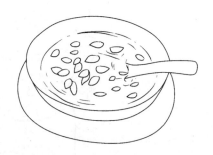

粳米 50 克煮粥，待粥将成时，兑入竹沥 50～100 毫升，稍煮即可，早晚或上下午温热分食。用于咳吐脓痰或间有神志欠清者。

🍵 苏子粥

苏子 15～20 克，捣烂如泥，用水煮取浓汁，去渣，入粳米 50～100 克，冰糖适量，同煮成粥，早晚温热服食。用于咳嗽气喘者。

🍵 大蒜粥

紫皮大蒜 30 克，去皮，将蒜放沸水中煮 10 分钟后捞出，然后将粳米 100 克，放入煮蒜水中，煮成稀粥，再将蒜放入粥内，同煮片刻即成，早晚温热服食。用于肺炎霉菌感染者。

🍵 银杏石苇炖冰糖

白果 20 粒，去壳、衣，捣破，与石苇 30 克同放瓦锅中，加水 2 碗，煮至 1 碗，去渣，入冰糖 15 克，溶化，饮服。用于咳嗽、咳痰、气喘者。

🍵 川贝雪梨煲猪肺

川贝 10 克，雪梨 2 个，猪肺 250 克，雪梨去皮切块，猪肺切块漂去泡沫，与川贝同放入砂锅内，加冰糖少许，清水适量，慢火熬煮 3 小时后服食。用于阴虚痰热者。

🍵 山药粥

干山药片 45～60 克（或鲜山药 100～120 克）粳米 100～150 克，同煮粥，早晚温热服食。用于气虚痰浊者。

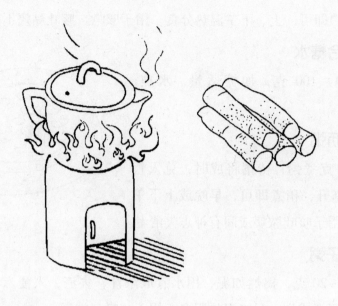

芹菜熘鲤鱼

将鲤鱼250克切成丝，芹菜50克切段，把酱油、白糖、醋、味精、黄酒、盐、淀粉，上汤调成汁。炒锅置旺火上，下油烧至五成热，放入鱼丝熘散，沥去余油，放姜丝、泡酸辣椒。芹菜段炒出香味，而后烹入芡汁，放入亮油，起锅即可。鲤鱼有清热解毒、利尿消肿、镇咳下气等功效；芹菜有平肝清热、祛风利湿、养神益气等功效。鲤鱼芹菜合食，适用于急慢性肺炎的辅助治疗。

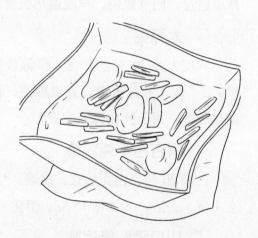

兔肉蘑菇丝

将熟兔肉100克、葱白25克分别切丝，蘑菇50克煮熟。葱、蘑菇垫底，兔丝盖面，盛入盘内。用酱油把芝麻酱分次调散，香油调匀成味汁，淋于兔丝上即可食用。兔肉有清热解毒、益气健脾、祛湿凉血、利便等功效，蘑菇有解毒润燥、益气补脾、化湿止泻等功效。兔肉蘑菇合食，适用于治疗急性肺炎。

📋 **温馨提示：肺炎的饮食禁忌有哪些？**

◆ 忌辛辣油腻食物

肺炎属急性热病，消耗人体正气，影响脏腑功能，易于导致消化功能降低，食物应以高营养、清淡、易消化为宜，不要吃大鱼大肉、过于油腻之品，以免中焦受遏，运化不利，营养反而不足。油腻之品大多性属温热，可以生内热，湿滞为痰，不利于肺炎的早日康复。辛辣食品性质温热，易化热伤津，而肺炎又属热病，两热相加，犹如负薪救火，使病情加重。所以，肺炎患者在膳食中不应加入辣椒、胡椒、芥末、川椒等调味品。酒也属辛热之品，可刺激咽喉及气管，引起局部充血水肿，肺炎患者应禁用。

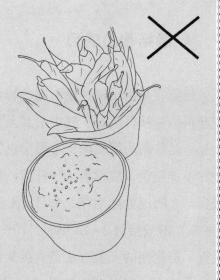

◆ 水果要适量也要选择品种

肺炎患者适量的多饮水和进食水果对疾病的康复是有利的。多数水果对本病有益，但不宜吃甘温的水果，如桃、杏、李子、橘子等，以免助热生痰。即使是一些寒性水果，也非多多益善。如果过量的吃一些寒凉性质的水果，可损伤到脾胃的阳气，有碍运化功能，不利于疾病的康复。

肺 结 核

肺结核，是由结核杆菌引起的肺部复杂慢性肉芽肿性传染病。排菌的肺结核患者是主要传染源。直接吸入带菌的飞沫微滴是最常见的传染途径。人体感染结核菌后不一定发病，仅于抵抗力低落时方始发病。除少数可急起发病外，临床上多呈慢性过程。常有低热、乏力等全身症状和咳嗽、咯血等呼吸系统表现。

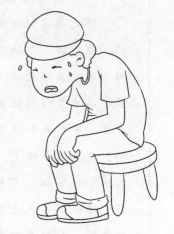

自查

★ 肺结核的病因

肺结核是由结核杆菌引起的肺部感染性疾病。结核菌属放线菌目，分枝杆菌科的分枝杆菌属，其中引起人类结核病的主要为人型结核菌，牛型感染少见。结核菌为需氧菌，不易染色，经品红加热染色后，即使用酸性酒精冲洗亦不能脱色，故称为抗酸杆菌；镜检呈细长、略弯的杆菌。对外界抵抗力较强，在阴湿处能生存5个月以上；但在阳光暴晒2小时，5%~12%甲酚皂（来苏）溶液接触2~12小时，70%酒精接触2分钟，或煮沸1分钟，即可被杀灭。最简便的灭菌方法是直接焚毁带有病菌的痰纸。结核菌生长缓慢，增殖一代需15~20小时，生长成可见的菌落一般需4~6周，至少亦需3周。

呼吸道感染是肺结核的主要感染途径，飞沫感染为最常见的方式。传染源主要是排菌的肺结核患者（尤其是痰涂片阳性、未经治疗者）的痰液。健康人吸入患者咳嗽、打喷嚏时喷出的飞沫而受感染。小于10微克的痰滴可进入肺泡腔，或因其重量轻而飘浮于空气中较长时间，在室内通风不良环境中的带菌飞沫亦可被吸入引起感染。感染的次要途径是经消化道进入体内。少量、毒力弱的结核菌多能被人体免疫防御机制所杀灭。仅当受大量毒力强的结核菌侵袭而机体免疫力不足时，感染后才能发病。其他感染途径，如经皮肤、泌尿生殖系统等，均很少见。

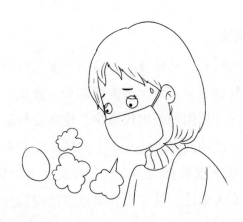

★ 肺结核的分类

原发型肺结核

含原发综合征及胸内淋巴结结核。多见于少年儿童，无症状或症状轻微，多有结核病家庭接触史，结核菌素试验多为强阳性，X线胸片表现为哑铃形阴影，即原发病灶、引流淋巴管炎和肿大的肺门淋巴结，形成典型的原发综合征。原发病灶一般吸收较快，可不留任何痕迹。若X线胸片只有肺门淋巴结肿大，则诊断为胸内淋巴结结核。

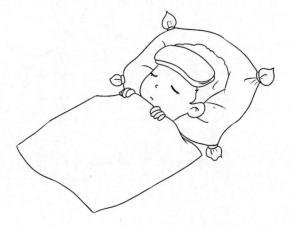

血行播散型肺结核

含急性血行播散型肺结核（急性粟粒型肺结核）及亚急性、慢性血行播散型肺结核。急性粟粒型肺结核多见于婴幼儿和青少年，特别是营养不良、患传染病和长期应用免疫抑制剂导致抵抗力明显下降的小儿，多同时伴有原发型肺结核。成人也可发生急性粟粒型肺结核，起病急，持续高热，中毒症状严重，约一半以上的小儿和成人合并结核性脑膜炎。

继发性肺结核

多发生在成人，病程长，易反复。肺内病变多为含有大量结核分枝杆菌的早期渗出性病变，易进展，多发生干酪样坏死、液化、空洞形成和支气管播散；同时又多出现病变周围纤维组织增生，使病变局限化和瘢痕形成。病变轻重多寡相差悬殊，活动性渗出病变、干酪样病变和愈合性病变共存。因此，继发型肺结核 X 线表现特点为多态性，好发在上叶尖后段和下叶背段。痰结核分枝杆菌检查常为阳性。继发型肺结核包括浸润性肺结核、纤维空洞性肺结核和干酪样肺炎等。

▲浸润性肺结核：浸润渗出性结核病变和纤维干酪增殖病变多发生在肺尖和锁骨下，影像学检查表现为小片状或斑点状阴影，可融合和形成空洞。渗出性病变易吸收，纤维干酪增殖病变吸收很慢，可长期无改变。

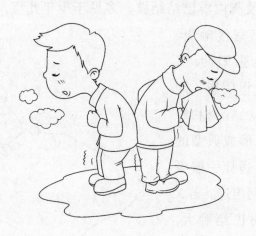

▲空洞性肺结核

空洞形态不一。多由干酪渗出病变溶解形成洞壁不明显的、多个空腔的虫蚀样空洞；伴有周围浸润病变的新鲜的薄壁空洞。

▲结核球：多由干酪样病变吸收和周边纤维膜包裹或干酪空洞阻塞性愈合而形成。结核球内有钙化灶或液化坏死形成空洞，同时80%以上结核球有卫星灶，可作为诊断和鉴别诊断的参考。

▲干酪样肺炎：多发生在机体免疫力和体质衰弱，又受到大量结核分枝杆菌感染的患者，或有淋巴结支气管瘘，淋巴结中的大量干酪样物质经支气管进入肺内而发生。

▲纤维空洞性肺结核：特点是病程长，反复进展恶化，肺组织破坏重，肺功能严重受损，常见胸膜粘连和代偿性肺气肿，结核分枝杆菌长期检查阳性且常耐药。

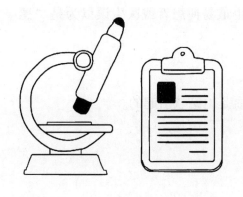

结核性胸膜炎

含结核性干性胸膜炎、结核性渗出性胸膜炎、结核性脓胸。

菌阴肺结核

菌阴肺结核是指至少3次痰涂片及1次痰培养阴性的活动性肺结核，是非传染性肺结核，虽不是传染源，若不经积极的治疗，其中一部分将转变为痰阳肺结核，发展为传染源，能够早期诊治是控制菌阴肺结核的关键。

★ 肺结核的临床表现

侵入不同部位，表现不一。肺结核早期或轻度肺结核，可无任何症状或症状轻微而被忽视，若病变处于活动进展阶段时，可出现以下症状。

🌀 发热

表现为午后低热，多在下午 4~8 时体温升高，一般为 37~38℃之间，这时患者常常伴有全身乏力或消瘦，夜间盗汗，女性可导致月经不调或停经。

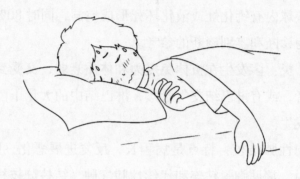

🌀 咳嗽、咳痰

咳嗽是肺结核最常见的早期症状，但也最易使患者或医生误以为是"感冒"或"气管炎"而导致误诊。

🌀 痰中带血

痰内带血丝或小血块，大多数痰内带血是由结核引起的。

自防

★ 肺结核的预防

预防结核病的发生，应做到以下几点。

◆ 患者居室开窗受阳光照射，保持室内空气流通。

◆ 患者的衣物、被褥要经常洗晒。

◆ 患者的餐具可煮沸消毒。

◆ 患者不要随地吐痰，要将痰吐在纸上烧掉。

◆ 有传染性的患者在隔离期不要到公共场所去活动，也不要近距离对别人咳嗽、高声谈笑，咳嗽、打喷嚏时要用手帕或手巾掩口鼻，以免传染给他人。

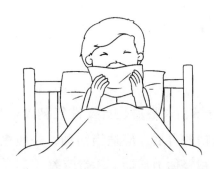

◆ 当家中出现传染性强的排菌肺结核患者时，要弄清楚家庭其他成员是否也感染上结核菌。家庭中其他成员应及时到结核病防治机构检查，以便早发现、早治疗。尤其是老人、儿童机体抵抗力较低，容易感染上结核病。

◆ 平衡饮食，加强体育锻炼，增强体质。

◆ 新生儿及时接种卡介苗。

◆ 对 15 岁以下儿童接触者，做结核菌素试验，反应强阳性者 20 毫米以上，考虑预防性服用异烟肼 3~6 个月。

◆ 戒烟。

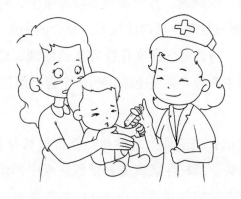

自养

★ 肺结核的治疗

支持疗法

适当休息，凡有高热、大咯血、自发性气胸及心肺代偿功能不全的患者，应卧床休息，待病情改善后，应适当活动；一般患者在治疗中不必停工休息，只需加强休息，减轻体力活动，注意营养。

对症疗法

如镇咳祛痰治疗，加强营养。

抗结核药物治疗，即基础治疗或化疗

▲化疗原则：早期、联用、适量、规律、全程。

▲化疗方法：顿服疗法、间歇疗法、不住院治疗、短程疗法、超短程疗法、监督（督导）治疗（DOT 或 DOTS）。

▲常用药物：常用杀菌药中异烟肼、利福平为全杀菌药，链霉素、吡嗪酰胺为半杀菌药。常用抑菌药如对氨基水杨酸钠、乙胺丁醇、卡那霉素、卷曲霉素、丙硫异烟胺、氨硫脲。常用新药如利福喷丁、阿米卡星（丁胺卡那霉素）、力排肺疾、氟氧沙星、环丙沙星等。复合药中如卫肺特与卫肺宁。

▲标准化疗方案：应当遵守标准化疗方案的原则，即标准化疗方案应由三种杀菌药组成，其中两种必须是全杀菌药，全程必须用两种全杀菌药。

辅助治疗

▲糖皮质激素疗法：适应证为急性血行播散性肺结核、结核性脑膜炎、多发性结核性浆液膜炎、结核性浆膜炎大量积液或中毒症状重者、肺结核顽固性咯血、结核病变态反应如蓬塞（Poncet）关节炎与结核结节性红斑。用

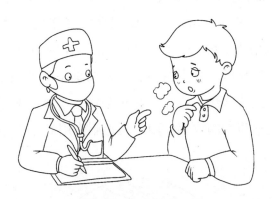

法必须在有效抗结核化疗的基础上，加用泼尼松口服，开始30~40毫克/天，逐渐减量，疗程4~8周。

▲中西医结合治疗：抗结核药物加用中医辨证施治。

▲免疫疗法：耐药患者、难治病例、免疫功能低下患者，用抗结核药物加免疫增强剂，如白介素-2、胸腺肽、母牛分枝杆菌疫苗等。

▲局部治疗：抗结核药物雾化吸入及激光治疗支气管结核与淋巴支气管瘘。

▲外科疗法：下列情况应考虑手术治疗：经正规、系统抗结核药物治疗9~12个月仍有空洞或毁损肺，痰菌阳性，而病变局限于一叶或一侧肺者；痰菌阴性的毁损肺、并发肺不张、结核性支气管扩张、支气管狭窄；继发真菌或化脓性感染而反复咯血、咳脓痰；结核性脓胸、支气管胸膜瘘、肺门或纵隔淋巴结核冷脓肿形成；已确定出血部位，保守疗法不能控制的大咯血；不能除外肺癌的球形病灶及巨大结核瘤。

★ 肺结核的养生食疗

肺结核的饮食调养原则：供给充足热量，供给优质足量蛋白，补充含钙的食物，促进钙化。供给丰富的维生素，帮助机体恢复健康，减少抗结核药物的副作用及帮助钙的吸收。适量补充矿物质和水分，如铁、钾、钠和水分。注重饮食调配，患者不需忌口，做到食物多样化，荤素搭配，还应色、香、味俱全，以刺激患者食欲，增加饮食量。在肺结核患者采用化疗的同时，饮食必须符合高热量、高蛋白质、丰富的维生素和微量元素的要求。这是因为肺结核患者经常低热、盗汗，甚至咯血，身体日趋消瘦，所消耗的热能很多，再加上化学药物的攻邪作用，其毒副作用对体质亦有损害。

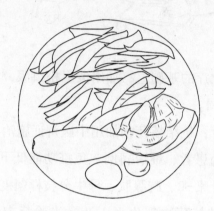

🥄 骨皮老鸭汤

将老鸭 1 只去毛杂，洗净，切块；将地骨皮 20 克，生姜 3 片用布包，同入锅中，加清水适量同煮至老鸭熟后去药包，调味服食。可滋阴润肺，凉血止咳，适用于肺结核肺阴亏损，干咳，咳声短促，痰中有时带血，手足心热等。

🥄 三百童子鸡

将炙百部、蜜百合、白芨、贝母、天冬各 30 克用布包，童子鸡 1 只去毛杂，纳诸药于鸡腹中，文火炖熟，去药渣、食鸡饮汤，每周 1 次，3 月一疗程，连续 2~3 疗程。可补肺养精，适用于空洞性

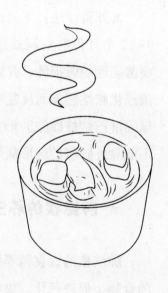

肺结核。

四宝炖乳鸽

将乳鸽 2 只（约 600 克）闷死后，去脚、翼尖，放入沸水锅中焯水，捞起冲净，山药 100 克切成小滚刀块；香菇 30 克发开洗净。取鸡清汤 500 克，置锅中，纳入银杏 100 克，山药、香菇、枸杞、乳鸽及葱段，姜片、料酒、精盐、味精等调味品，入笼中蒸约 2 小时，去葱、姜即成，每周 1~2 剂。可益精补虚，润肺降火，适用于肺结核干咳少痰，颧红目赤，手足心热等。

芭蕉猪肺汤

将猪肺 250 克洗净，切块，放锅中，加清水煮沸后，去浮沫，下芭蕉花 60 克、生姜 3 片及调料等，煮至猪肺烂熟后，食盐、味精调服。可滋阴清热，清金降火，适用于肺结核阴虚火旺，咳呛阵作，咳痰黄稠，痰注质黏，时时咯血，血色鲜红，五心烦热，盗汗遗精等。

牛乳大枣粥

将大枣 10 枚去核备用。先取大米 50 克淘净，加清水适量煮粥，待沸后下大枣，煮至粥熟，纳入牛乳 100 克，白糖，再煮一二沸即成。可健脾益气，适用于肺脾气虚所致的肺结核，纳差等。

金脏百合汤

将猪肺 250 克洗净血污，切块，香藤根 10 克、桂皮 5 克用布包，加清水适量共炖至猪肺熟后，去药包，调入胡椒粉，食盐，味精适量服食，每周 1~2剂。可滋养肺肾、止咳化痰，适用于肺结核干咳少痰，胸痛胸闷，纳差食少等。

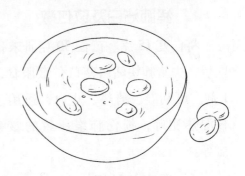

虫草燕窝猪肝汤

将燕窝 10 克、虫草 5 克泡软、洗净，猪肝 150 克洗净、切片、加生粉勾芡，锅中放清水适量，煮沸后，下猪油、葱、姜、椒适量，待沸后下虫草、燕窝、猪肝，煮至熟后，调入食盐，味精适量服食，每日 1 剂。可养阴润肺，适用于肺结核阴虚，干咳少痰等。

百合二肉汤

将百合 30 克、莲米 35 克用清水泡发，猪瘦肉 250 克洗净，切丝，加葱、姜、椒、盐、淀粉等勾芡。先将百合、莲米加清水煮沸 10 分钟后，下猪瘦肉丝，煮至熟，食盐、味精调味服食。可润肺止咳，滋阴清热，适用于肺结核手足心热，干咳，痰中带血，如丝如点等。

虫草阿胶白芨膏

将虫草 20 克、白芨 30 克焙干研末，同置锅中，纳入冰糖 80 克、阿胶 60 克炖至溶化后收膏备用，每次 1 汤匙，每日 2~3 次，温开水送服。可润肺清热，凉血止血。适用于肺结核咳嗽，咯血，血色鲜红，胸痛，潮热等。

玉液乳蜜膏

将鸭梨 1000 克、白萝卜 1000 克、鲜姜 250 克洗净，分别榨取汁液。将萝卜汁、梨汁同入锅中文火炼成膏状时，加入姜汁、乳、蜜及黄酒拌匀，文火煮熬片刻，候温装瓶备用，每次取 1~2 匙，每日 3 次，早、中、晚温开水冲服。可清热润肺，适用于肺结核低热。

猪肺沾白芨苡仁散

将白芨 15 克、苡仁 30 克研末备用。取猪肺 250 克洗净，切块，文火煮熟后，去猪肺块沾白芨苡仁散服食，每日 1 剂。可利湿、清热、止血，适用于肺结核湿热犯肺，损伤肺络所致的咳嗽、咯血等。

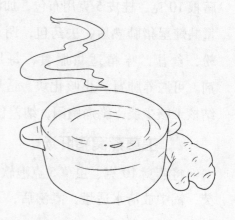

浮麦羊肚汤

先将羊肚 150 克洗净，与浮小麦 30 克加水同煮至羊肚熟后，去渣取汁，加白糖适量饮服，每日 1 剂，连续 5~10 天。

羊肚可取出佐餐服食。可益气敛汗，清退虚热，适用于肺结核所致的阴虚盗汗、五心烦热、失眠多梦、形体消瘦。

百合猪肉汤

先将猪肉 200 克洗净、切块，与百合 50 克加水同煮至烂熟后，食盐调味，顿服。可清热润肺、宁心安神，适用于神经衰弱之失眠，肺结核之低热、干咳、气促等。

温馨提示：肺结核患者在饮食上应注意什么？

按照祖国医学的扶正祛邪的治疗法则，理应选营养丰富的饮食。但由于肺结核患者脾胃虚弱，消化吸收能力低下，故饮食的选择宜清淡而忌过于甘肥油腻。如鱼类、蛋类、乳品、瘦肉、老母鸡、蜂蜜、花生、莲子、百合、大枣、粟、梨、柿、芝麻、橘、青菜、冬瓜、藕、西红柿、胡萝卜、萝卜、豆类、豆制品等都可选食。

根据中医对肺结核的辨证施治，多认为该病属肺阴虚而虚热阴伤。其治疗应循滋阴降火，对于辛辣香燥之品，因其可助虚热炽盛，耗伤本已枯竭的肺之津液，理当禁用或慎重用。

凡肺结核在短程化疗时，饮食可多选有滋阴退虚热的鳗鱼、鳖、乌龟、黑鱼、鸭蛋、鸭、银耳、甘蔗、菱、黑木耳、海蜇皮、山药、豆浆、香蕉、梨、西瓜等品。凡辛辣生痰助火的葱、韭、洋葱、辣椒、胡椒、姜、八角及油煎和干烧等品应不吃或少吃。对肺结核患者的饮食烹调也要注重方法，一般以蒸、煮、炖、汆等为佳，而煎、炸、爆、烩、炙、炒等法均不宜。

肺　癌

　　肺癌是一种常见的肺部恶性肿瘤，绝大多数肺癌起源于支气管黏膜上皮。指的是肺部组织内细胞生长失去控制的疾病。这种细胞生长可能会造成转移，就是侵入相邻的组织和渗透到肺部以外。肺癌是造成男性和女性癌症相关死亡的最主要原因。全球每年有 130 万人死于肺癌。最常见的症状包括呼吸急促、咳嗽（咯血）和体重减轻。

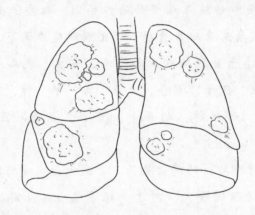

自查

★ 肺癌的病因

吸烟

　　目前认为吸烟是肺癌的最重要的高危因素，烟草中有超过 3000 种化学物质，其中多链芳香烃类化合物（如苯并芘）和亚硝胺均有很强的致癌活性。

多链芳香烃类化合物和亚硝胺可通过多种机制导致支气管上皮细胞 DNA 损伤，使得癌基因（如 Ras 基因）激活和抑癌基因（如 p53、FHIT 基因等）失活，进而引起细胞的转化，最终癌变。

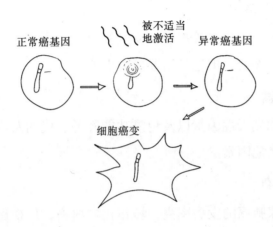

职业和环境接触

估计有高达 15% 的肺癌患者有环境和职业接触史，有足够证据证实以下9 种工业成分增加肺癌的发生率：铝制品的副产品、砷、石棉、二氯甲醚、铬化合物、焦炭炉、芥子气、含镍的杂质、氯乙烯。长期接触铍、镉、硅、福尔马林等物质也会增加肺癌的发病率，另外，空气污染，特别是工业废气都是肺癌的高危因素。

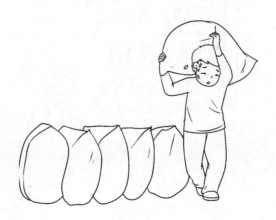

放射

铀和氟石矿工接触惰性气体氡气、衰变的铀副产品等，较其他人的肺癌发生率明显要高，但是电离辐射的人员不会增加肺癌的发生。

肺部慢性感染

如肺结核、支气管扩张等患者，支气管上皮在慢性感染过程中可能化生为鳞状上皮，终致癌变，但这类情况较为少见。

内在因素

家族、遗传和先天性因素以及免疫功能降低、代谢及内分泌功能失调等也可能是肺癌的高危因素。

大气污染

工业发达国家肺癌的发病率高，城市比农村高，厂矿区比居住区高，主要原因是由于工业和交通发达地区，石油、煤和内燃机等燃烧后和沥青公路尘埃产生的含有苯并芘致癌烃等有害物质污染大气有关。调查材料说明大气中苯并芘浓度高的地区，肺癌的发病率也增高。大气污染与吸纸烟对肺癌的发病率可能互相促进，起协同作用。

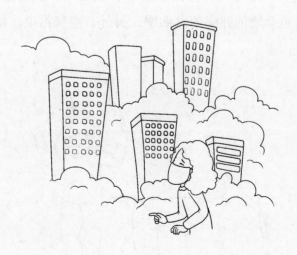

★ 肺癌的分类

绝大多数肺癌是恶性上皮细胞肿瘤，就是上皮细胞的恶性肿瘤。根据癌细胞在显微镜下组织学上的大小和外观，肺癌主要分为小细胞肺癌（16.8%）和非小细胞肺癌（80.4%）。

非小细胞肺癌

由于预后方案相似，几种非小细胞肺癌归为一类。主要有三类：鳞状细胞癌、肺腺癌和大细胞肺癌。

鳞状细胞癌占肺癌的25%，通常起始于气管。在肿瘤中常发现有空腔和细胞凋亡。充分分化的鳞状细胞癌经常比其他类型的癌生长的慢。肺腺癌占肺癌的40%，通常起始于外围肺组织。大多数肺腺癌和吸烟有关；但在从不吸烟者中，肺腺癌是最常见的肺癌类型。肺腺癌的一类，细支气管肺泡癌，在女性从不吸烟者中很普遍，会对治疗有不同的反应。

小细胞肺癌

小细胞肺癌，也叫"燕麦细胞癌"，不太常见。这个癌常在大的呼吸道（主要或分支气管）里并发展迅速，很快就长得很大。小细胞里有神经分泌细胞颗粒球（内含内分泌激素的囊泡），因此会和内分泌副肿瘤综合征有关。虽然起初会对化疗比较敏感，但最终预后效果不佳且通常远端转移。小细胞肺癌分局限期和广泛期。这类肺癌很大程度上和吸烟有关。

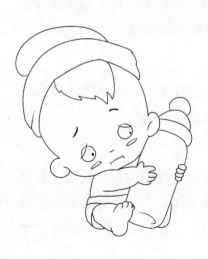

其他

肺癌的多样性很强，肿瘤中同时包括几种癌细胞的情况非常常见。当肿瘤中既包括小细胞癌又包括非小细胞癌，这类被分为是一种小细胞癌的变种，称作混合小细胞癌。混合小细胞癌是目前唯一一种被承认的小细胞癌变种。婴儿和儿童中，最主要的肺癌类型是肺母细胞瘤和类癌。

★ 肺癌的临床表现

早期症状

肺癌在早期并没有什么特殊症状，仅为一般呼吸系统疾病所共有的症状，如咳嗽、痰血、低热、胸痛、气闷等，很容易被忽略。肺癌早期常见症状的具体表现如下。

咳嗽

肺癌因长在支气管肺组织上，通常会产生呼吸道刺激症状而发生刺激性咳嗽。

低热

肿瘤堵住支气管后往往有阻塞性肺炎存在，程度不一，轻者仅有低热，重者则有高热，用药后可暂时好转，但很快又会复发。

胸部胀痛

肺癌早期胸痛较轻，主要表现为闷痛、隐痛、部位不一定，与呼吸的关系也不确定。如胀痛持续发生则说明癌症有累及胸膜的可能。

痰血

肿瘤炎症致坏死、毛细血管破损时会有少量出血，往往与痰混合在一起，呈间歇或断续出现。很多肺癌患者就是因痰血而就诊的。

骨关节症状

此类症状较为多见。由于肺癌细胞可产生某些特殊的内分泌激素（异源性激素）、抗原和酶，这些物质运转作用于骨关节部位，而致骨关节肿胀疼痛，常累及胫、腓、尺、桡等骨及关节，指（趾）末端往往膨大呈杵状指

（趾），X 线摄片检查可见骨膜增生。

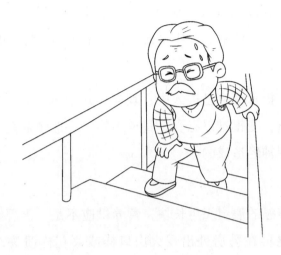

肩背痛

肺外围型肺癌常向后上发展，侵蚀胸膜，累及肋骨和胸壁组织，从而引起肩背痛。这类患者很少有呼吸道症状。

晚期症状

肺癌晚期症状会因患者体质不一样而有一定的差别，肺癌晚期时病情比较严重，需要及时对症治疗。局部晚期肺癌的症状：胸腔是个非常复杂的空间，肺表面四分之三的区域被胸壁环绕，它是由一薄层内膜（壁层胸膜）、脂肪、肌肉、肋骨及皮肤按不同比例构成的。肿瘤侵及以上任一部分均会引起疼痛。因而大多数已发生胸内区域性播散的肺癌患者均有胸痛之症状。

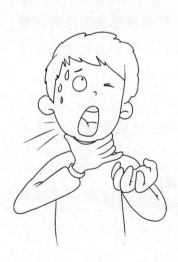

声嘶是最常见症状

控制左侧发音功能的喉返神经由颈部下行至胸部，绕过心脏的大血管返行向上至喉，从而支配发音器官的左侧，影响发声。

出血

癌组织侵犯血管或癌组织小血管破裂而产生的，是标志性的肺癌晚期死前症状。如肺癌患者可咯血，痰中带血；胃、结肠、食管癌则可便血。

疼痛

出现疼痛往往提示癌症已进入中、晚期。开始多为隐痛或钝痛，夜间明显。以后逐渐加重，变得难以忍受，昼夜不停，一般镇痛药不起作用。疼痛一般是癌细胞侵犯神经造成的。

溃疡

由于某些体表癌的癌组织生长快，营养供应不足，出现组织坏死所形成的。如某些乳腺癌可在乳房处出现火山口样或菜花样溃疡，分泌血性分泌物，并发感染时可有恶臭味。此外，胃、结肠癌也可形成溃疡，一般只有通过胃镜、结肠镜才可观察到。

★ 肺癌的诊断

警惕早期肺癌

▲ 吸烟，40岁以上，出现痰中带血丝。

▲ 刺激性咳嗽持续2~3周，抗感染治疗无效；或者抗感染治疗后咳嗽缓解，但容易复发，且影像学检查（肺部CT或者X线）提示肺炎的位置为同一位置者。

▲ 不明原因的持续性胸痛。

▲ 难以治愈的肺脓肿，无毒性症状及大量脓痰，抗感染治疗疗效不佳者。

▲ 原因不明的四肢关节疼痛及杵状指（趾）或者低热。

▲ 肺结核患者治疗有效后，肺上又出现新的结节影。

▲ 增长快而中毒症状重的血性胸腔积液患者。

怀疑患肺癌时应该做进一步检查

▲ X 线检查是目前诊断肺癌常用的重要方法之一。如胸部透视、胸部平片、断层摄片等，可以显示肺癌肿块或阴影大小及位置，支气管的狭窄、移位，肺门及纵隔淋巴结肿大，肺不张等。

▲ CT 扫描可发现一般胸部平片上所不能发现的密度浅淡阴影，或处于较为隐蔽部位的肿瘤。对于确诊困难的病例，有一定的帮助。

▲ 痰、胸水及纤维支气管镜刷检物等做瘤细胞学检查，反复进行可提高阳性率。

▲ 支气管镜检查对肺癌的诊断具有重要意义，近端气道肿瘤诊断阳性率可达 90%~93%。对位于气道远端，支气管镜不能直接窥视的病变，可在透视指导下经支气管镜行肺活检。

▲ 淋巴结活检及穿刺、经胸肺穿刺、经纤维支气管镜及剖胸肺活检等，可做病理学检查，以确定肺癌及病理类型。

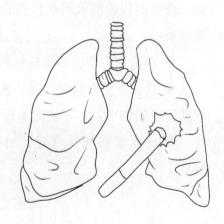

自防

★ 肺癌的预防

禁止和控制吸烟

吸烟是致肺癌的主要因素。

减少工业污染的危害

在粉尘污染的环境中工作者，应带好口罩或其他防护面具以减少有害物质的吸入。

改善工作场所的通风环境，减少空气中的有害物质浓度。

改造生产的工艺流程，减少有害物质的产生。

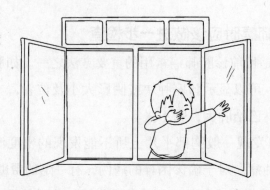

减少环境污染

　　大气污染是一个重要的致肺癌因子。有害气体主要有苯并芘、二氧化硫、氧化氮和一氧化碳等。减少环境污染和措施有以下几方面：限制城市机动车的发展，改进机动车的燃烧设备，减少有毒气体的排出。研究无害能源，逐步取代或消灭那些有害能源。改进室内通风设备，减少小环境中的有害物质。

　　◆ 在精神方面，要保持精神愉快向上，不能为一些小事而闷闷不乐。

　　◆ 饮食应富有营养、维生素 A 等，应多吃新鲜蔬菜和水果，水果可以有效预防肺癌的引发，不要吃辛辣刺激的食物。

　　◆ 注意观察病情变化，对咯血量较多的老人应备好抢救物品，防止窒息。

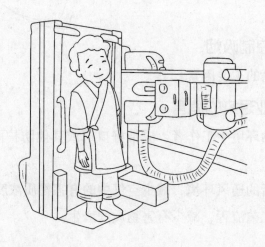

◆ 定期对高危人群进行 X 光检查及筛检，对肺癌的早期发现、早期治疗具有重要意义。

◆ 开展防治肺癌的卫生宣教，提高老年人对肺癌的警惕性，以便早期发现、早期治疗。

★ 肺癌的易感人群

易接触石棉的人群

包括石棉瓦拆除工、安装保温工、石棉加工、制造工、包装工、搬运工等。

石棉是肺癌的病因。石棉致癌的潜伏期可长达 30~35 年，甚至更长。此外，石棉的致癌性很强，它不只是对肺有影响，而且还与胃癌、大肠癌、喉癌及直肠癌有关系。

易接触某些金属的人群

包括锅炉制造工人、炼铜工人、机械工人、金属模具工人、铅管工人、金属结构工人、钣金工人等。

金属物体中含有大量具有放射性的物质。如镍、铬，这两者可以导致肺癌发生。铬化合物与鼻腔、鼻窦、肺和咽部等癌症有关。一氧化铁和肺癌、鼻咽癌有关。

易接触粉尘的人群

包括环卫工、建筑工、碎砖工、矿渣工、炮工、风钻工、出渣工、木制品工等。

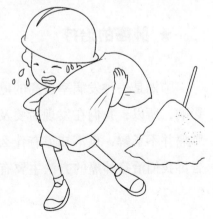

粉尘中含有大量对有人体有害的微小颗粒，进入人体中可引起中毒及慢性全身疾病。如接触含镍、铬、铬酸盐、放射性

矿物的粉尘易引发肺癌。

易接触辐射的人群

对于高危易发肺癌的人群，应做好相关防护措施，增强免疫力，定期到医院检查，做到早发现、早治疗、提升治愈率。对于已是肺癌患者在接受传统治疗方法中，可采用生物免疫治疗，提升患者的免疫力，减少放化疗的副作用，改善患者生活质量，延长生存期。

易接触化学品的人群

包括化工、印染工、石油工、硅胶工、油漆工、制药工、化学家等。

工业化学品含有大量对人体有害的致癌物质，易诱发疾病感染，癌细胞生长。

易接触玻璃纤维的人群

包括玻璃破碎工、碾磨工、投料工、搅拌工、摇炉工等。

近年来用玻璃纤维代替石棉作为绝缘和防火材料，但是玻璃纤维也是很小的纤维制成。所以，吸进这种纤维也可能致癌。经医学家各种研究表明，玻璃纤维可以使实验动物致癌。

自养

★ 肺癌的治疗

肺癌是一种发病率极高的癌症，这种癌症的出现给我们造成了非常大的影响，所以，我们在发现后要及时去治疗才行，只是很多朋友对于如何治疗肺癌并不了解，也不知道有什么方法可以治疗肺癌。那么，下面就让专家来告诉我们治疗肺癌的方法主要有哪些吧。

外科手术治疗

外科手术是根治性治疗肺癌的首选方法。对于非小细胞肺癌，除部分

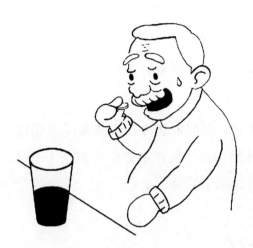

Ⅲb及Ⅳ期外，都应以手术治疗或争取手术治疗为主，根治性切除到目前为止是唯一有可能使肺癌患者获得临床治愈的治疗手段。即使是局部晚期肺癌，也可先通过其他治疗手段使癌灶缩小，然后争取手术切除。如病变范围较小，术后合理安排综合治疗，绝大多数可延长患者生存期。早期肺癌患者，如Ⅰa期肺癌通过外科手术即可达到临床治愈。

化学药物治疗

目前我国肺癌的化疗已同国际接轨，在国际肺癌化疗规范用药的基础上，我国也制定了小细胞肺癌和非小细胞肺癌的化疗规范指南。肺癌化疗分为一线化疗和二线化疗，也就是说即使一线化疗失败的患者，也可以换用二线化疗方案。

综合治疗

发挥各种治疗手段的协同作用以提高疗效，又可减少治疗的毒副作用。综合治疗的内容大致可以包括以下几种。

▲手术+化疗。

▲术前化疗+手术+术后化疗。

▲手术+化疗+放疗。

▲化疗+放疗+化疗和放疗同时进行，起到协同作用。强调多学科综合治疗。

★ 肺癌的养生食疗

蜂蜜润肺止咳丸

露蜂房、僵蚕各等份，蜂蜜适量。将3味药研末，炼蜜为丸。每日2次，每次6克。功效润肺化痰、散结消肿。适用于肺癌咳嗽明显者。

甘草雪梨煲猪肺

甘草10克，雪梨2个，猪肺约250克。梨削皮切成块，猪肺洗净切成片，挤去泡沫，与甘草同放砂锅内。加冰糖少许，清水适量小火熬至3小时后服用。每日1次，具有润肺除痰作用，适用于咳嗽不止者。

冰糖杏仁糊

甜杏仁15克，苦杏仁3克，粳米50克，冰糖适量。将甜杏仁和苦杏仁用清水泡软去皮，捣烂加粳米、清水及冰糖煮成稠粥，隔日一次。具有润肺祛痰、止咳平喘、润肠等功效。

白果枣粥

白果25克、红枣20枚、糯米50克。将白果、红枣、糯米共同煮粥即成。早、晚空腹温服，有解毒消肿等作用。

白芷炖燕窝

白芷9克，燕窝9克，冰糖适量。将白芷、燕窝隔水炖至极烂，过滤去渣。加冰糖适量调味后再炖片刻即成，每日1~2次。具有补肺养阴，止咳止血作用。

银杏蒸鸭

白果200克，白鸭1只。白果去壳，开水煮熟后去皮、蕊，再用开水焯后混入杀好去骨的鸭肉中。加清汤，笼蒸 2 小时至鸭肉熟烂后食用。可经常食用，具有补虚平喘，利水退肿。适宜于晚期肺癌喘息无力、全身虚弱、痰多。

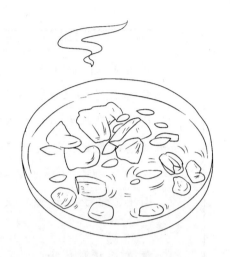

🍲 五味子炖肉

五味子 50 克，鸭肉或猪瘦肉适量。五味子与肉一起蒸食或炖食，并酌情加入调料。肉、药、汤俱服，补肺益肾，止咳平喘，适宜于肺癌肾虚型患者。

🍲 莲子鸡

莲子参 15 克，鸡或鸭、猪肉适量。莲子参与肉共炖熟，适当加入调料即可。经常服用，补肺、益气、生津。适用于肺癌气血不足者。

🍲 冬瓜皮蚕豆汤

冬瓜皮 60 克，冬瓜子 60 克，蚕豆 60 克。将上述食物放入锅内加水 3 碗煎至 1 碗，再加入适当调料即成，去渣饮用。功效除湿、利水、消肿。适用于肺癌有胸水者。

🍲 姜汁牛肉饭

先将鲜牛肉 100～150 克洗净切碎做成肉糜状，把生姜 50 克挤压出汁约有两羹，放入牛肉中再放酱油、花生油、葱末调匀备用。把米 500 克淘洗干净后用水煮至八成熟时捞出沥水，共拌好，笼蒸 1 小时即可。

🍲 羊骨粥

先将羊骨两具（约重 100 克左右）洗净槌成小块，加水煎煮，取其汤液与洗净的粳米（或糯米）100 克同煮为粥，粥熟后加入食盐，即能食之。

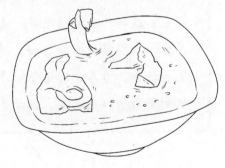

温馨提示：肺癌患者的饮食原则是什么？

◆ **多吃含维生素C和维生素A丰富的食物**

研究发现维生素C可以增强细胞中间质的功能，而细胞中间质是阻止癌细胞生成扩散的第一道屏障，它的功能增强有利于增强全身抵抗力，抑制癌细胞的增生。一般来说，蔬菜、水果，如西红柿、山楂、橙子、柠檬、大枣等都含有丰富的维生素C，应该多食用。

◆ **对症调理饮食**

化疗的肺癌患者饮食中可适量增加一些调味品，使食物味道鲜美，增进患者的食欲，如果进食时很容易呛食，可吃少渣流食。

◆ **少食多餐**

肺癌患者在三餐之外还可以定时增加一些体积小、热量高、营养丰富的食物，如巧克力等，以补充机体对热量的需求，此外在进餐时应该避开化疗药物作用的高峰，如静脉化疗最好空腹时进行。

◆ **食物要少而精**

在进行化疗期间患者可能会出现明显的胃肠道反应，如恶心、呕吐、腹泻、食欲缺乏等，大多数患者食量较小，因此应该选择高热量、高质量的蛋白膳食，还要保证食物品种的多样化，鼓励患者坚持进食。当患者因为呕吐导致口食摄入量不够时，可从静脉辅助注射葡萄糖、氨基酸、蛋白等。

胸腔积液

胸腔积液是指任何原因使胸腔内的液体产生增多或吸收减少，其超出正常范围的一种病理改变。胸腔积液是指液体不正常地积聚在胸膜腔内，压迫周围的肺组织，影响呼吸功能。在解剖学上，胸膜腔是指在肺与胸壁之间的潜在腔隙。医学上专用的定义是指脏层胸膜（覆盖在肺表面的一层膜）与壁层胸膜（覆盖在胸壁内面的一层膜）间的空隙。正常情况下，胸膜腔处于负压状态，只含有少量的浆液，起润滑的作用。

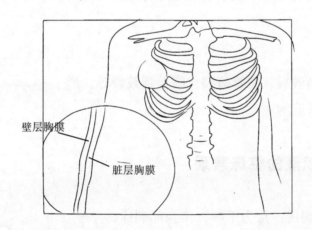

壁层胸膜

脏层胸膜

自查

★ 胸腔积液的病因

胸膜毛细血管内静水压增高

如充血性心力衰竭、缩窄性心包炎、血容量增加、上腔静脉或奇静脉受阻产生胸腔漏出液。

胸膜毛细血管通透性增加

如胸膜炎症（肺结核、肺炎）、结缔组织病（系统性红斑狼疮、类风湿关节炎）、胸膜肿瘤（恶性肿瘤转移、间皮瘤）、肺梗死、膈下炎症（膈下脓肿、肝脓肿、急性胰腺炎）等，产生胸腔积液。

胸膜毛细血管内胶体渗透压降低

如低蛋白血症、肝硬化、肾病综合征、急性肾小球肾炎、黏液性水肿等，产生胸腔积液。

壁层胸膜淋巴引流障碍

如癌性淋巴管阻塞、发育性淋巴管引流异常等，产生胸腔积液。

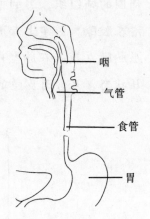

损伤

如主动脉瘤破裂、食管破裂、胸导管破裂等，产生血胸脓胸、乳糜胸。

★ 胸腔积液的临床表现

◆ 咳嗽、胸痛：常为干咳，伴胸部刺痛，咳嗽或深呼吸时胸痛加剧。

◆ 呼吸困难，少量积液时症状不明显，或略感胸闷；大量积液时有明显呼吸困难。而此时胸痛可趋缓。

◆ 全身症状取决于胸腔积液的病因。

◆ 体征：少量积液时可有胸膜摩擦音，典型的积液体征患侧胸廓饱满，呼吸运动减弱，叩诊浊音，语颤及呼吸音减弱或消失，中

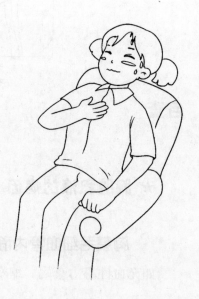

量积液在叩诊浊音界的上缘有时可闻及支气管呼吸音，大量积液气管向健侧移位。

★ 胸腔积液的诊断

◆ 胸闷、胸痛、气促。

◆ 胸腔积液量少时可无阳性体征，积液量多时患侧呼吸运动减弱，语颤消失，叩诊浊音或实音，呼吸音减弱或消失，气管、纵隔、心脏移向健侧。

◆ 胸腔积液量0.3~0.5升时，X线仅见肋膈角变钝；更多的积液显示有向外侧、向上的弧形上缘的积液影。平卧时积液散开，使整个肺野透亮度降低。液气胸时积液有液平面。大量积液时整个患侧阴暗，纵隔推向健侧。积液时常边缘光滑饱满，局限于叶间或肺与膈之间，超声检查有助诊断。

◆ B超可探查胸腔积液掩盖的肿块，协助胸腔穿刺的定位。CT检查能根据胸腔积液的密度不同提示判断为渗出液、血液或脓液，尚可显示纵隔、气管旁淋巴结、肺内肿块以及胸膜间皮瘤及胸内转移性肿瘤。CT检查胸膜病变有较高的敏感性与密度分辨率。较易检出X线平片上难以显示的少量积液。

◆ 胸腔穿刺抽出液体，胸腔积液检查常规、生化、免疫学和细胞学。

自防

★ 胸腔积液的预防

☺ 积极防治原发病

胸腔积液为胸部或全身疾患的一部分，因此积极防治原发病是预防本病的关键。

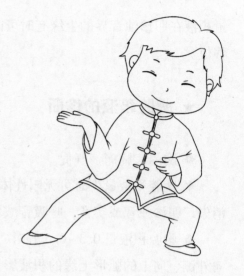

增强体质，提高抗病能力

积极参加各种适宜的体育锻炼，如太极拳、太极剑、气功等，以增强体质，提高抗病能力。

注意生活调摄

居住地要保持干燥，避免湿邪侵袭，不恣食生冷，不暴饮暴食，保持脾胃功能的正常。得病后，及时治疗，避风寒，慎起居，怡情志，以便早日康复。

自养

★ 胸腔积液的治疗

很多胸腔积液患者在生活中不知道要如何有效地进行对该疾病的发作治疗。治疗该疾病发作，首先大家要对该疾病的发作有所了解。通过有效了解之后，选择治疗方法。下面就是治疗胸腔积液的方法。

免疫治疗

采用异体淋巴因子激活的杀伤细胞（LAK）联合基因重组白介素-2胸腔内注射，治疗晚期肺癌癌性胸腔积液完全有效 55%，部分有效 36%，无效 9%。

中医治疗

消积化饮方具有标本兼治的功效，能彻底治愈胸腔积液，不同于手术抽液极易发生胸膜粘连和并发症。消积化饮方精选滋阴养血、润肺健脾之品，调理脏腑，从根源消除胸腔积液。

☙ 胸腔穿刺术

仅作为一种临时的治疗胸腔积液方法，适用于胸腔积液量较多者或病情危重不宜行其他治疗方法时，暂时减轻一下患者胸闷、气急等压迫症状。每次抽液不宜超过 1000 毫升，抽液过多或过快可造成纵隔摆动或复张性肺水肿；反复穿刺大量抽液还可导致大量电解质和蛋白质丢失，加速加重病情恶化。

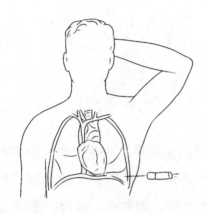

☙ 其他疗法

其他疗法还包括四环素等粘连剂治疗、放射性胶体治疗，都具有较好的疗效。

★ 胸腔积液的养生食疗

对于胸腔积液患者来说，除了要采取正确的治疗方式之外，在日常生活的饮食方面还需多加注意，才能对治疗起到辅助作用。

◆ 胸腔积液患者饮食要低盐、忌辣、少油、清淡、易消化，食物摄入量也不宜过多，一切以减少胸腔积液患者代谢负担为宜。

◆ 一般来说，胸腔积液患者日常饮食中应摄入充足的维生素，多吃一些富含维生素 A 的食物，如牛奶、胡萝卜、动物内脏、青蒜、空心菜等；同时还要吃一些富含维生素 B$_1$ 的食物，如豆芽、豌豆、花生等。

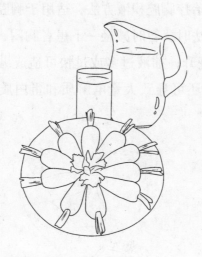

◆ 胸腔积液患者胆汁分泌障碍，对维生素 K 的吸收也有一定影响，所以应多吃菠菜、圆白菜、菜花等富含维生素 K 的食物。平日还要注意进食含丰富的动物蛋白和蛋氨酸的食物，如鱿鱼、瘦肉、蛋类、豆类及豆制品等，少吃多糖和高热量的食物。

气　胸

胸膜腔由胸膜壁层和脏层构成，是不含空气的密闭的潜在性腔隙。任何原因使胸膜破损，空气进入胸膜腔，称为气胸。此时胸膜腔内压力升高，甚至负压变成正压，使肺脏压缩，静脉回心血流受阻，产生不同程度的肺、心功能障碍。

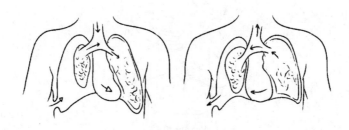

自查

★ 气胸的病因

气胸的形成原因主要有以下几种。

继发性

为支气管肺疾患破入胸腔形成气胸。如慢性支气管炎、尘肺支气管哮喘等引起的阻塞性肺性疾患，肺间质纤维化、蜂窝肺和支气管肺癌部分闭塞呼吸道产生的泡性肺气肿和肺大疱，以及靠近胸膜的化脓性肺炎，肺脓肿结核性空洞，肺真菌病，先天性肺囊肿等，都是导致气胸的原因。

特发性

指平时无呼吸道疾病史，但胸膜下可有肺大疱，一旦破裂形成气胸称为特发性，多见于瘦长体型的男性青壮年。

🌀 外伤

常见各种胸部外伤，包括锐器刺伤及枪弹穿透伤、肋骨骨折端错位刺伤肺以及诊断治疗性医疗操作过程中的肺损伤，如针灸刺破、肺活检、人工气胸等。

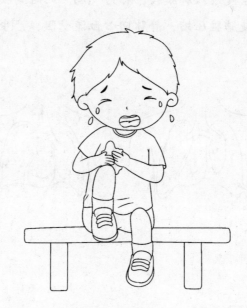

★ 气胸的分类

气胸通常分为三大类：自发性气胸、创伤性气胸和人工气胸。

🌀 创伤性气胸

由于胸部外伤或医疗诊断和治疗操作过程中引起的气胸。

🌀 自发性气胸

由于肺部疾病使肺组织和脏层胸膜破裂，或由于靠近肺表面的微小泡和肺大疱破裂，肺和支气管内空气进入胸膜腔所致。没有肺部明显病变的健康者所发生的气胸，多见于 20~40 岁的青壮年，男性多见。按照气胸发生前有无合并肺部疾患又可将自发性气胸分为原发性气胸和继发性气胸。

人工气胸

人工气胸是为诊治胸内疾病，人为将气体注入胸膜腔。

根据脏层胸膜破口的情况及其发生后对胸腔内压力的影响，将自发性气胸分为以下三种类型：

闭合性气胸（单纯性）

闭合性气胸在呼气肺回缩时，或因有浆液渗出物使脏层胸膜破口自行封闭，不再有空气漏入胸膜腔。胸膜腔内测压显示压力有所增高，抽气后，压力下降而不复升，说明破口不再漏气。胸膜腔内残余气体将自行吸收，胸膜腔内压力即可维持负压，肺亦随之逐渐复张。

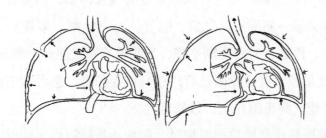

张力性气胸（高压性）

胸膜破口形成活瓣性阻塞，吸气时开启，空气漏入胸膜腔；呼气时关闭，胸膜腔内气体不能再经破口返回呼吸道而排出体外。其结果是胸膜腔内气体愈积愈多，形成高压，使肺脏受压，呼吸困难，纵隔推向健侧，循环障碍，需要紧急排气以缓解症状。若患侧胸膜腔内压力升高，抽气至负压后，不久又恢复正压，应安装持续胸膜腔排气装置。

开放性气胸（交通性）

开放性气胸因两层胸膜间有粘连和牵拉，使破口持续开启，吸气和呼气

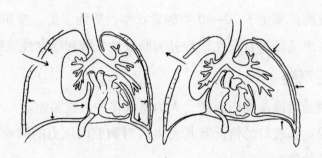

时，空气自由进出胸膜腔。患侧胸膜腔内压力为 0 上下，抽气后观察数分钟，压力并不降低。

★ 气胸的临床表现

◆ 患者常有持重物、屏气、剧烈运动等诱发因素，但也有在睡眠中发生气胸者，患者突感一侧胸痛、气急、憋气，可有咳嗽，但痰少，小量闭合性气胸先有气急，但数小时后逐渐平稳，X 线也不一定能显示肺压缩。

◆ 若积气量较大者或原来已有广泛肺部疾患者，患者常不能平卧。如果侧卧，则被迫使气胸患侧在上，以减轻气急。

◆ 当有胸膜粘连和肺功能减损时，即使小量局限性气胸也可能明显胸痛和气急。

◆ 张力性气胸由于胸腔内压力骤然升高，肺被压缩，纵隔移位，出现严

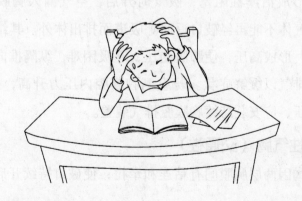

重呼吸循环障碍，患者表情紧张、胸闷甚至有心律失常，常挣扎坐起，烦躁不安，有发绀、冷汗、脉快、虚脱，甚至有呼吸衰竭、意识不清。

◆ 在原有严重哮喘或肺气肿基础上并发气胸时，气急、胸闷等症状有时不易觉察，要与原先症状仔细比较，并做胸部 X 线检查。体格显示气管多移向健侧，胸部有积气体征。

★ 气胸的诊断

通过听诊器诊断，有气胸那侧的肺是听不到呼吸音的。配合超声波对胸壁的冲击可以使诊断更准确。（紧急时或无手术用具时，可以敲一敲胸部附近，如有特殊回音，即有可能是气胸）如果对症状有怀疑，可以照 X 光，但是对于严重的气胸，应该先做紧急救护。

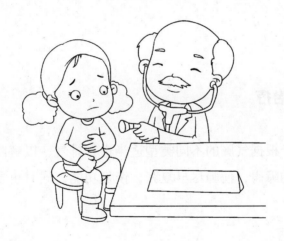

自防

◆ 饮食注意清淡为主，不能吃酸辣和重口味的食物，多食蔬菜、水果等易消化食物，避免便秘的发生。

◆ 避免诱发气胸的因素，如抬提重物、剧烈咳嗽、屏气等，防止便秘，同时戒烟。

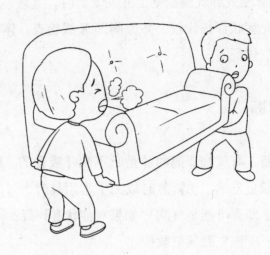

自养

★ 气胸的治疗

治疗原则在于根据气胸的不同类型适当进行排气，以解除胸腔积气对呼吸、循环所生成的障碍，使肺尽早复张，恢复功能，同时也要治疗并发症和原发病。

对症治疗

应卧床休息，给予吸氧，镇痛、镇咳，有感染时给予抗生素治疗。

胸腔减压

闭合性气胸，肺压缩<20%者，单纯卧床休息气胸即可自行吸收；肺压缩>20%症状明显者应进行胸腔穿刺抽气 1 次/1~2 天，每次 600~800 毫升为宜。

张力性气胸，病情较危急须尽快排气减压，同时准备立即行胸腔闭式引流或负压持续吸引。

开放性气胸，应用胸腔闭式引流排气，肺仍不能复张者，可加用负压持续吸引。

🌀 手术治疗

对内科积极治疗肺仍不能复张，慢性气胸或有支气管胸膜瘘者可考虑手术治疗，反复发作性气胸可采用胸膜粘连术治疗。

🌀 积极治疗原发病和并发症

★ 气胸的养生食疗

🌀 桃仁红花羹

桃仁 15 克，红花 10 克，藕粉 100 克。煎桃仁、红花药液 200 毫升，再加入藕粉搅拌即成。适用于胸阳不振者。

🌀 鲜橙汁

鲜橙去皮榨汁半碗，冲入米酒，每次 2~3 匙饮用，每日 2 次。适用于肝郁气滞者。

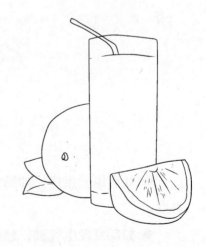

🌀 苡米粥

生苡米与白米以 1：3 比例，先将苡米煮烂，后加入白米煮粥。适用于痰热壅肺者。

🌀 五汁饮

鲜芦根、雪梨（去皮）、荸荠（去皮）、鲜藕各 500 克，鲜麦冬 100 克，榨汁混合，冷服或温服每日 2 次。适用于肺阴不足者。

★ 气胸的防复发

◆ 平时注意补充营养，摄入充足的蛋白质、维生素，不挑食，不偏食，适当进含粗纤维素的食物，以增强机体抵抗力。还要锻炼身体，增加呼吸系统肌肉强度。

◆ 防上呼吸道感染，避免剧烈咳嗽。

◆ 避免用力和屏气动作，保持大便通畅，2天以上未解大便应采取有效措施。

◆ 出院后休息2~4周，至少3个月（3~6个月）内避免较剧烈和大量的活动如上肢牵拉动作、扩胸运动等。

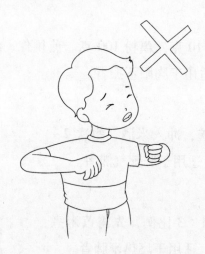

◆ 如有原发疾病，如肺大疱、结核空洞等需及时处理，防止并发气胸或再发。

◆ 如反复发生气胸，建议行外科手术（胸腔镜、开胸）治疗。

◆ 中药调理，如长期口服玉屏风散，增强体质。

肺 栓 塞

　　肺栓塞是指嵌塞物质进入肺动脉及其分支，阻断组织血液供应所引起的病理和临床状态。常见的栓子是血栓，其余为少见的新生物细胞，脂肪滴、气泡、静脉输入的药物颗粒甚至导管头端引起的肺血管阻断，由于肺组织受支气管动脉和肺动脉双重血供，而且肺组织和肺泡间也可直接进行气体交换，所以大多数肺栓塞不一定引起肺梗死。

自查

★ 肺栓塞的病因

　　◆ 血栓性肺栓塞常是静脉血栓形成的并发症。栓子通常来源于下肢和骨盆的深静脉，通过循环到肺动脉引起栓塞。但很少来源于上肢、头和颈部静脉。血流淤滞，血液凝固性增高和静脉血管内皮损伤是血栓形成的促进因素。因此，创伤、长期卧床、静脉曲张、静脉插管、盆腔和髋部手术、肥

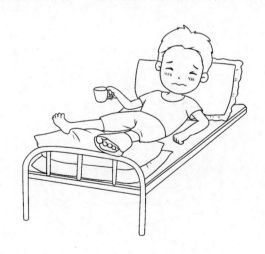

胖、糖尿病、避孕药或其他原因的凝血机制亢进等，容易诱发静脉血栓形成。早期血栓松脆，加上纤溶系统的作用，故在血栓形成的最初数天发生肺栓塞的危险性最高。

◆ 心脏病为我国肺栓塞的最常见原因，占40%。几乎遍及各类心脏病，合并房颤、心力衰竭和亚急性细菌性心内膜炎者发病率较高。以右心腔血栓最多见，少数亦源于静脉系统。细菌性栓子除见于亚急性细菌性心内膜炎外，亦可由于起搏器感染引起。前者感染性栓子主要来自三尖瓣，偶尔先天性心脏病患者二尖瓣赘生物可自左心经缺损分流进入右心而到达肺动脉。

◆ 肿瘤在我国为第二位原因，占35%，远较国外6%为高。以肺癌、消化系统肿瘤、绒癌、白血病等较常见。恶性肿瘤并发肺栓塞仅约1/3为瘤栓，其余均为血栓。据推测肿瘤患者血液中可能存在凝血激酶（thromoboplastin）以及其他能激活凝血系统的物质如组蛋白、组织蛋白酶和蛋白水解酶等，故肿瘤患者肺栓塞发生率高，甚至可以是其首现症状。

◆ 妊娠和分娩肺栓塞在孕妇数倍于年龄配对的非孕妇，产后和剖宫产术后发生率最高。妊娠时腹腔内压增加和激素松弛血管平滑肌及盆静脉受压可引起静脉血流缓慢，改变血液流变学特性，加重静脉血栓形成。此外伴凝血因子和血小板增加，血浆素原-血浆素蛋白溶解系统活性降低。但这些改变与无血栓栓塞的孕妇相比并无绝对差异。羊水栓塞也是分娩期的严重并发症。

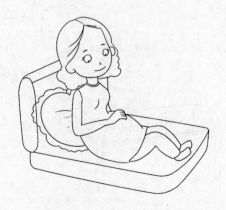

◆ 其他少见的病因有长骨骨折致脂肪栓塞，意外事故和减压病造成空气栓塞，寄生虫和异物栓塞。没有明显的促发因素时，还应考虑到遗传性抗凝因素减少或纤维蛋白溶酶原激活抑制剂的增加。

★ 肺栓塞的临床表现

肺栓塞临床症状及体征常常是非特异性的，且变化颇大，与其他心血管疾病难以区别。症状轻重虽然与栓子大小、栓塞范围有关，但不一定成正比，往往与原有心、肺疾病的代偿能力有密切关系。

急性大块肺栓塞

表现为突然发作的重度呼吸困难、心肌梗死样胸骨后疼痛、晕厥、发绀、右心衰竭、休克、大汗淋漓、四肢厥冷及抽搐，甚至发生心脏停搏或室颤而迅速死亡。

中等大小的肺栓塞

常有胸骨后疼痛及咯血。除患者原有的心、肺疾病代偿功能很差时，可以产生晕厥及低血压。

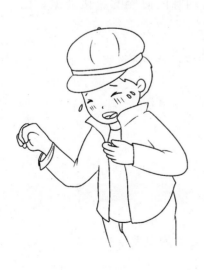

肺的微栓塞

可以产生成人呼吸窘迫综合征。因微栓塞引起肺血管阻力增高，通透性增强，导致通气/灌注比例失调、肺内分流，产生严重的缺氧型呼吸衰竭。

肺梗死

常有发热、轻度发绀。体温一般 37.8～38.3℃，如高于 39℃ 应考虑伴感染。

深静脉血栓

主要表现为患肢肿胀、周径增粗、疼痛

或压痛、浅静脉扩张、皮肤色素沉着、行走后患肢易疲劳或肿胀加重。但约半数或以上的下肢深静脉血栓患者可无自觉临床症状。

★ 肺栓塞的诊断

根据临床情况疑诊肺栓塞

▲ 对存在危险因素者，特别是并存多个危险因素的病例，须有较强的诊断意识。

▲ 出现不明原因的呼吸困难、胸痛、晕厥和休克，或伴有单侧或双侧不对称性下肢肿胀、疼痛等对诊断具有重要的提示意义。

▲ 结合心电图、X线胸片、动脉血气分析等基本检查，可以初步疑诊肺栓塞或排除其他疾病。

▲ 宜尽快常规行 D-二聚体检测（ELISA 法），据以做出可能的排除诊断。

对疑诊病例合理安排进一步检查以明确诊断

▲ 有条件的宜安排核素肺通气/灌注扫描检查或在不能进行通气显像时进行单纯灌注扫描，其结果具有较为重要的诊断或排除诊断意义。

▲ 螺旋CT/电子束CT或MRI有助于发现肺动脉内血栓的直接证据，已成为临床上经常应用的重要检查手段。

▲ 肺动脉造影目前仍为肺栓塞诊断的金标准与参比方法。

自防

★ 肺栓塞的预防

鉴于肺栓塞的死亡率高，预防疾病的发生显得更为重要。

◆ 首要措施是加快肢体血流速度，减轻下肢血液淤滞，从而减少静脉血栓形成。

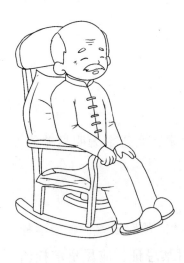

◆ 对于老年人、肥胖者、肿瘤患者等有血栓形成高危因素的人群，平日应经常活动，不要保持固定的坐卧姿势过久。

◆ 长途旅行者应定时起来活动下肢，不要久坐；坐长途飞机或其他交通工具时，解开鞋带或穿拖鞋，可减少对脚踝局部血管的压迫，减轻下肢水肿。

◆ 有静脉曲张患者可穿加压弹力袜，长时间站立后定时坐下抬高双腿，有利于下肢血液回流。

◆ 外伤或术后必须长期卧床者，可使用加压弹力袜或弹力绷带包扎、定时做下肢充气按摩，也可在医生监护下做预防性抗凝治疗，同时督促患者定时翻身；能自主活动但不能下床的患者，尽量自己活动下肢膝关节和踝关节，并主动进行肌肉运动；不能自主活动者，家属应每日做肢体肌肉按摩，自下而上从小腿远端开始循序进行，可以加速下肢静脉血流，对预防下肢深静脉血栓形成很有效。

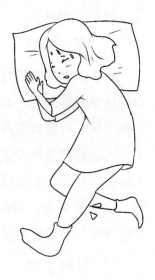

◆ 如果出现下肢不对称的水肿，要引起重视，主动到医院做进一步检查。

自养

★ 肺栓塞的治疗

抗凝治疗

小块肺栓塞患者，溶栓与肝素抗凝相比，生存率、病死率无明显差异，且出血的危险反而增加，故主张肝素抗凝治疗。

溶栓治疗

大块肺栓塞伴有休克或低血压的患者死亡危险高，预后极差，积极溶栓治疗能显著降低病死率，这部分患者，除非有绝对禁忌证，应尽早溶栓治疗，挽救生命。

介入治疗

近年发展起来的直接导管内介入治疗技术可以快速恢复肺血流，改善血流动力学状态，增加心输出量，对挽救患者生命至关重要，从而确立了介入治疗在急性大块肺栓塞患者治疗中的作用及价值。经导管肺动脉祛栓技术，具有简便、易行、比手术安全、创伤小等优势，弥补了溶栓、抗凝和外科手术的不足。

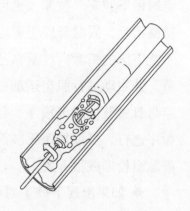

外科手术

慢性栓塞性肺动脉高压是单次或复发肺栓塞的结果，据估计，不足2%的肺栓塞患者发展成慢性栓塞性肺动脉高压。内科治疗对慢性栓塞性肺动脉高压无效，挽救生命有赖于肺动脉血栓内膜剥脱术的成功实施或肺移植。若大块肺栓塞引起急性右心衰竭，溶栓治疗不能溶解而危及生命时也需要外科治疗。开始治疗越早急性肺栓塞所致肺动脉高压恢复越迅速。肺栓塞急性期和慢性期可多次复发影响预后。通常，急性肺栓塞发病4~6周肺栓塞复发的危险最高，如缺少积极、有效的抗凝治疗则危险性大大增加，因此，初次肺栓塞治愈的患者短期预后受是否建立正规治疗影响极大。

★ 肺栓塞的养生食疗

在饮食调理上要以防燥护阴、滋阴润肺为基本原则。多食芝麻、核桃、鲜藕、梨、蜂蜜、银耳、绿豆等食物，以起到滋阴润肺养血的作用。饮食宜清淡、爽口。葱、姜、桂皮、八角、辣椒等辛辣香燥之品能助阳生炎，灼伤津液，不宜多食。肥肉、动物油、羊肉、狗肉、熏烤及油炸食品等热性食物应忌食。必要时可服补品，但应清补。

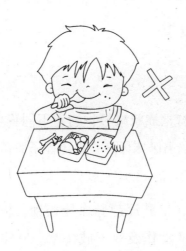

生活中能滋养肺部的食物很多，如萝卜能治疗肺热咳嗽、痰稠等症；荸荠对伤津、痰热、咳嗽等症有效；而梨有清痰止咳、清心润肺、解毒利尿等功效；银耳可以治疗阴虚肺燥、干咳、痰稠等症；百合能缓解咳嗽、失眠、神经衰弱等。

生活中各人可根据自己的具体情况进行选择。需先了解清楚食物的药效，如食用荸荠能清热生津，生吃、煮水均可；食用白萝卜，以痰多、咳嗽者较为适宜；食用百合，以熬粥、煮水饮效果较佳；而绿豆，适宜于内火旺盛的人。由于人的个体素质差异较大，所以服用时要根据自身的情况对症选食，而且要注意同时忌食过于辣、咸、腻等食物。

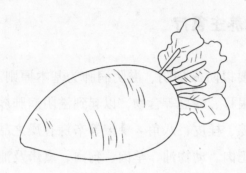

★ 肺栓塞的防复发

心理护理

溶栓后患者临床上自觉症状减轻，均有不同程度的想下床活动的愿望，这时患者应了解溶栓后仍需卧床休息，以免栓子脱落，造成再栓塞。

有效制动

急性肺栓塞溶栓后，下肢深静脉血栓松动，极易脱落，要绝对卧床2周，不能做双下肢用力的动作及双下肢按摩。另外，要避免增加腹压的因素，如上呼吸道感染，要积极治疗，以免咳嗽时腹压增大，造成血栓脱落；吸烟者应劝其戒烟；卧床期间所有的外出检查均要用平车接送。

做好皮肤护理

急性肺栓塞溶栓后，卧床时间较长，平时要注意患者皮肤保护，如床垫的软硬度要适中，保持皮肤干燥、床单平整。在护理人员的协助下，每 2~3 小时翻身 1 次。避免局部皮肤长期受压、破损。

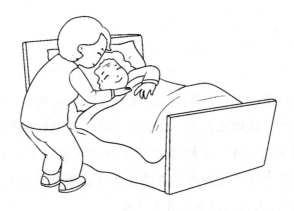

合理营养

饮食以清淡、易消化、富含维生素为宜，少食速溶性易发酸食物，保证疾病恢复期的营养。

保持排便通畅

除吃富含纤维素的食物外，必要时可给予缓泻剂或甘油灌肠。

出院指导

患者出院后要做到：①定期随诊，按时服药，特别是抗凝剂的服用，一定要保证按医嘱服用；②自我观察出血现象；③按照医嘱定期复查抗凝指标，了解并学会看抗凝指标化验单；④平时生活中注意下肢的活动，有下肢静脉曲张者可穿弹力袜等，避免下肢深静脉血液滞留，血栓复发；⑤病情有变化时及时就医。

睡眠呼吸暂停综合征

　　睡眠呼吸暂停综合征是指夜间睡眠7小时内，口或鼻腔气流持续停止10秒以上，并超过30次者。常见病因有鼻中隔偏曲、鼻息肉、鼻咽部腺样体肥大、巨舌症、扁桃体肥大、下颌畸形、慢性阻塞性肺疾病、肺心病、肥胖呼吸困难嗜睡综合征、肢端肥大症、黏液性水肿、高原红细胞增多症、药物性呼吸抑制、延髓灰质炎等。呼吸暂停可分为中枢性（胸腹肌无呼吸动作）、阻塞性（胸腹肌尽力做呼吸动作）及混合性（胸腹肌开始无呼吸动作，以后出现并逐渐加强），在此期间均无自主呼吸。

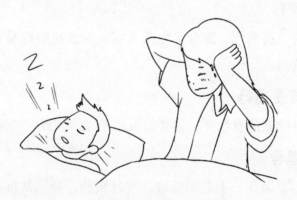

自查

★ 睡眠呼吸暂停综合征的分类

　　◆ 阻塞性睡眠呼吸暂停低通气综合征，睡眠时口和鼻气流停止或减低，但胸、腹式呼吸仍存在。临床上主要是此类患者。

◆ 中枢性睡眠呼吸暂停综合征，睡眠时口、鼻气流和胸、腹式呼吸运动同时停止，膈肌和肋间肌也都停止活动。

◆ 混合性指一次呼吸暂停过程中开始时出现中枢性呼吸暂停，继之出现阻塞性呼吸暂停。

★ 睡眠呼吸暂停综合征的病因

阻塞性睡眠呼吸暂停

发病原因主要是睡眠时上呼吸道的阻塞或狭窄造成的，因此，从前鼻孔到气管上口，任何一个部位的狭窄或阻塞，都可能导致呼吸暂停，常见的有下列疾病。

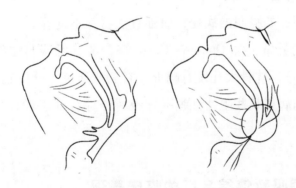

▲鼻部疾病：各种原因造成的鼻腔狭窄或阻塞，如急慢性鼻炎，鼻窦炎，前，后鼻孔闭锁，鼻中隔偏曲、血肿、脓肿，鼻腔黏连，鼻息肉，鼻腔、鼻窦肿瘤及其他占位性病变，前、后鼻孔填塞等。

▲鼻咽部疾病：常见的有腺样体肥大，鼻咽部肿瘤，鼻咽腔闭锁，鼻咽部填塞，颅底肿瘤等。

▲口咽部疾病：如扁桃体肥大，软腭低垂、肥厚，腭垂过长、肥大，咽侧索肥厚，口咽腔瘢痕狭窄，咽旁间隙的肿瘤、脓肿等。

▲下咽部疾病：如舌根淋巴组织增生，舌根肿瘤，巨大会厌囊肿，脓肿，会厌肿瘤，下咽后壁或侧壁的脓肿，肿瘤等。

▲其他疾病：病理性肥胖，肢端肥大症，甲状腺功能低下，颈部巨大肿瘤等。

◆ 中枢性睡眠呼吸暂停

老年人或婴儿睡眠时观察到周期性低通气，可视为中枢的原因，正常成年人在快动眼睡眠时相或在高原，亦可见到中枢性睡眠呼吸暂停，病理性的中枢性睡眠呼吸暂停可见于多种疾患。

▲神经系统、运动系统的病变：如脊髓前侧切断术，血管栓塞或变性引起的双侧后侧脊髓的病变。

▲自主神经的功能异常：如家族性自主神经异常，胰岛素相关的糖尿病，Shy-Drager 综合征，脑炎。

▲肌肉疾病：如膈肌的病变，肌强直性营养不良等。

▲脑脊髓的异常：如 Ondine's Curse 综合征（呼吸自主控制对正常呼吸刺激反应的衰竭），枕骨大孔发育畸形，脊髓灰质炎，外侧延髓综合征等。

▲发作性睡病和某些阻塞性睡眠呼吸暂停综合征患者行气管切开或腭垂腭咽成形术后。

★ 睡眠呼吸暂停综合征的临床表现

🌑 打鼾

打鼾是睡眠呼吸暂停综合征最常见的症状，打鼾过程中出现短暂的平静，随之爆发性、高分贝的声响。

🌑 睡眠中呼吸暂停

患者睡眠中有呼吸暂停，多随着喘气、憋醒或响亮的鼾声而终止。由于睡眠时反复的呼吸努力和低氧血症，表现为睡眠时频繁翻身或抖动，部分患者醒来时有窒息感。

白天困倦或嗜睡

是最常见的症状。轻者表现为日间学习或工作时困倦、瞌睡，重者吃饭、与人谈话时也可入睡，甚至发生严重的后果，如驾车时打瞌睡可发生交通事故。

神经精神症状

常有头痛，多以晨起时明显，为隐痛，常位于前额或弥散在整个头部，可持续 1~2h，服用镇痛剂可缓解，并常伴有头晕、乏力。出现各种行为异常，表现为注意力不集中、精细操作能力下降、记忆力和判断能力下降，严重时不能胜任工作，老年人可表现为痴呆。也可出现烦躁、容易激动、焦虑或抑郁等个性改变。

其他症状

夜间张口呼吸，晨起口干、口苦，咽部不适；性功能减退；成人可表现为夜尿增多，儿童可表现为遗尿。

★ 睡眠呼吸暂停综合征的诊断

◆ 以下危险因素具有 2 项者：肥胖、颈粗短或有小下颌或下颌后缩，咽腔狭窄或有扁桃体 II 度肥大、悬雍垂肥大，或甲状腺功能低下、肢端肥大症，或神经系统明显异常。

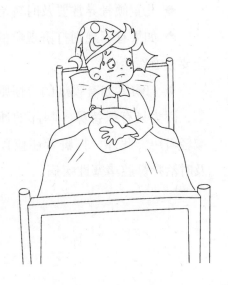

◆ 中重度打鼾、夜间呼吸不规律，或有屏气、憋醒（观察时间应不少于 15 分钟）。

◆ 夜间睡眠节律紊乱，特别是频繁

觉醒。

◆ 白天嗜睡。

◆ 血氧饱和度监测趋势图可见典型变化，氧减饱和度指数大于 10 次/小时。

自防

★ 睡眠呼吸暂停综合征的预防

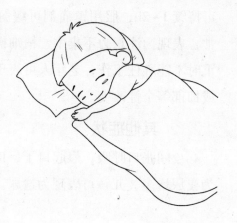

◆ 控制体重。

◆ 睡觉采取侧卧位。

◆ 避免睡前服用会导致肌肉松弛的镇静催眠、降压类药物。

◆ 避免过度劳累，饮酒过量。

◆ 养成定期锻炼的习惯，增强肺功能。

◆ 儿童颌骨异常要及时矫治。

◆ 如果有不规则打鼾现象的话，就一定要去看医生。

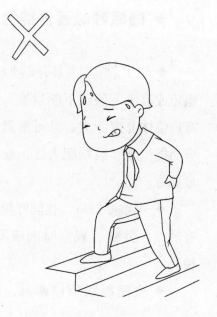

◆ 打鼾者如有吸烟的习惯则需立即戒烟，因为只有保持鼻、咽部的通畅，才能减轻鼾声。此外，打鼾者还应预防感冒并及时治疗鼻腔堵塞性疾病。

自养

★ 睡眠呼吸暂停综合征的治疗

睡眠呼吸暂停综合征的治疗除侧卧、戒烟酒、肥胖者减重，分为非手术治疗和手术治疗两类。

非手术治疗

经鼻持续呼吸道正压呼吸

此法是目前治疗中重度睡眠呼吸暂停综合征最有效的治疗方法，大部分患者通过经鼻持续呼吸道正压呼吸治疗，都可以达到满意的治疗效果。

口腔矫治器

睡眠时佩戴口腔矫治器可以抬高软腭，牵引舌主动或被动向前，以及下颌前移，达到扩大口咽及下咽部，是治疗单纯鼾症的主要手段或睡眠呼吸暂停综合征非外科治疗的重要辅助手段之一，但对中重度睡眠呼吸暂停综合征患者无效。

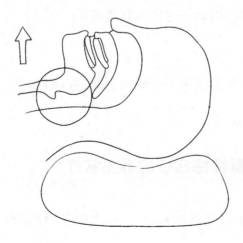

手术治疗

手术治疗的目的在于减轻和消除呼吸道阻塞，防止呼吸道软组织塌陷。选择何种手术方法要根据呼吸道阻塞部位、严重程度、是否有病态肥胖及全身情况来决定。常用的手术方法有以下几种。

扁桃体、腺样体切除术

这类手术适用于有扁桃体增生的成人患者，或腺样体增生所致的儿童患者。一般术后短期有效，随着青春发育，舌、软腭肌发育后，仍然可复发。

鼻腔手术

由于鼻中隔偏曲、鼻息肉或鼻甲肥大引起鼻呼吸道阻塞者，可行鼻中隔成形术，鼻息肉或鼻甲切除，以减轻症状。

舌成形术

有舌体肥大、巨舌症、舌根后移、舌根扁桃体增大者，可行舌成形术。

腭垂、腭、咽成形术

此手术是切除腭垂过长的软腭后缘和松弛的咽侧壁黏膜，将咽侧壁黏膜向前拉紧缝合，以达到缓解软腭和口咽水平呼吸道阻塞的目的，但不能解除下咽部的呼吸道阻塞，因此一定要选好适应证。

正颌外科

正颌外科治疗主要用以因颌骨畸形引起的口咽和下咽部呼吸道阻塞的睡眠呼吸暂停综合征。

★ 睡眠呼吸暂停综合征的养生食疗

若要根治，患者首先必须减肥，同时要戒烟戒酒，少吃燥热的食物，以免令呼吸道的黏膜肿胀及鼻黏膜发炎，影响呼吸。宜清淡为主，多吃蔬果，合理搭配膳食，注意营养充足。此外，亦应做些适量的运动以锻炼体魄。

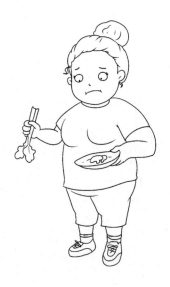